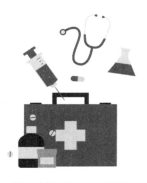

现代医院管理研究：医疗服务篇

主　编　徐　剑　谷满意　曾友元
副主编　孙　雪　龙海兵　赵育刚　冉启军

U0206199

西南交通大学出版社
·成都·

图书在版编目（CIP）数据

现代医院管理研究. 医疗服务篇 / 徐剑，谷满意，曾友元主编. —成都：西南交通大学出版社，2023.1
ISBN 978-7-5643-9082-2

Ⅰ. ①现… Ⅱ. ①徐… ②谷… ③曾… Ⅲ. ①医院 – 管理 – 研究 – 中国　Ⅳ. ①R197.3

中国版本图书馆 CIP 数据核字（2022）第 246462 号

Xiandai Yiyuan Guanli Yanjiu: Yiliao Fuwu Pian

现代医院管理研究：医疗服务篇

主　编 / 徐　剑　谷满意　曾友元	责任编辑 / 罗爱林	
	封面设计 / 墨创文化	

西南交通大学出版社出版发行

（四川省成都市金牛区二环路北一段 111 号西南交通大学创新大厦 21 楼　610031）

发行部电话：028-87600564　　　028-87600533

网址：http://www.xnjdcbs.com

印刷：成都勤德印务有限公司

成品尺寸　185 mm×260 mm

印张　13　　字数　326 千

版次　2023 年 1 月第 1 版　　印次　2023 年 1 月第 1 次

书号　ISBN 978-7-5643-9082-2

定价　65.00 元

本书编委会

主　编　徐　剑　谷满意　曾友元

副主编　孙　雪　龙海兵　赵育刚　冉启军

编　委　吴珂（宜宾市第二中医医院）　　　　　康梦（成都现代医院管理研究所）

谭琳（德阳市人民医院）　　　　　　罗珊（西南医科大学）

佘秋群（西南医科大学附属医院）　　陈丽（西南医科大学）

苏理娜（德阳市人民医院）　　　　　赵天霞（德阳市人民医院）

刘艳（德阳市人民医院）　　　　　　张蓝（德阳市人民医院）

谭爱梅（四川绵阳四０四医院）　　　杨秋俊（四川绵阳四０四医院）

张玉蓉（四川绵阳四０四医院）　　　宋招秀（四川绵阳四０四医院）

陈碧华（四川绵阳四０四医院）　　　任毅（川北医学院）

王敏（西南医科大学）　　　　　　　陈晶（西南医科大学附属医院）

李昂（黑龙江中医药大学）　　　　　宁南（黑龙江中医药大学）

林书瑗（黑龙江中医药大学）　　　　刘银（泸州市中医医院）

何启红（泸州市中医医院）　　　　　余林松（泸州市中医医院）

黄亚休（泸州市中医医院）　　　　　何畅（黑龙江中医药大学）

罗彬義（黑龙江中医药大学）　　　　李锐（黑龙江省网络空间研究中心）

李晓（黑龙江中医药大学）　　　　　王秋颖（黑龙江中医药大学）

赵静（黑龙江中医药大学）　　　　　李宝赫（黑龙江中医药大学）

万美君（西南医科大学）　　　　　　曹净植（黑龙江中医药大学）

谷昕（黑龙江中医药大学）　　　　　谷满意（西南医科大学）

喻涛（西南医科大学）　　　　　　　刘宇（电子科技大学）

杨冬琼（电子科技大学）　　　　　　田雨（电子科技大学）

梁冬梅（电子科技大学）　　　　　　曾志（德阳市人民医院）

王瑞珩（黑龙江中医药大学附属第二医院）

Sun Weijia（University of Electronic Science and Technology of China）

Hu Rui（University of Electronic Science and Technology of China）

Peijia Tian（University of Electronic Science and Technology of China）

谭琳（西南医科大学）　　　　　　　吴海燕（黑龙江中医药大学）

谢桂琼（德阳市人民医院）　　　　　潘君（德阳市人民医院）

代虹（德阳市人民医院）　　　　　　王丽莎（德阳市人民医院）

P / 前 言
reface

党的二十大报告中就推进健康中国建设方面指出："人民健康是民族昌盛和国家强盛的重要标志。把保障人民健康放在优先发展的战略位置，完善人民健康促进政策……深化医药卫生体制改革，促进医保、医疗、医药协同发展和治理。"

医疗服务是推进健康中国建设的重要部分，我国"十四五"国民健康规划指出，要持续改善医疗卫生服务质量，不断提升基层医疗卫生服务能力，逐步健全全方位全周期健康服务体系，逐步构建分级诊疗格局，进一步彰显中医药特色优势。

多年来，四川医院管理和发展研究中心致力于我国现代医疗服务的研究，并组织相关单位和人员开展现代医疗服务的研究、实践。他们根据我国卫生健康事业的发展、人民群众的健康服务需求，以及我国医疗服务创新发展的要求，结合本地区、本单位、本部门医疗服务管理及医疗服务工作实际，开展了大量的研究和实践工作，取得了丰硕的成果。

为了紧跟党的二十大提出的推进健康中国建设的战略部署，落实我国"十四五"国民健康规划提出的改善医疗卫生服务质量的要求，现将四川医院管理和发展研究中心组织的现代医疗服务研究成果，付梓成书，分享给更多的医疗服务研究者、管理者及服务者，促进我国现代医疗服务的优质发展。

参与这些研究的有卫生事业管理和医院管理学者、卫生事业管理者、医院管理者、医务人员等，他们从多个角度研究医疗服务的创新和发展。有的研究了重点疾病的护理服务；有的从医疗服务的提供、评价、信息化建设等方面研究了医疗管理；有的从急诊、疫情方面研究了应急管理；有的从家庭医师制度的完善和社区医养结合方面研究了社区卫生服务；有的从健康养老角度研究了医养结合的质量提升；有的从提高人群健康水平方面研究了健康教育和健康管理。这些研究有一定的广度和深度，对新时期医疗服务提供了新思路、新方法，对我国医疗服务的优质发展具有一定的促进作用，可供卫生事业管理者、医院管理者、医务人员借鉴。

这些研究虽然有一定的创新性和先进性，但也不能完全满足我国医疗服务高质量发展的需要。臻于至善，但愿本书能够抛砖引玉，唤起更多的有识之士投入我国医疗服务高质量发展的研究和实践之中，为实现党的二十大提出的推进健康中国建设的目标，为完成我国"十四五"国民健康规划提出的改善医疗卫生服务质量的任务，贡献一份力量。

编 者

2022 年 11 月

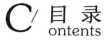
目录
ontents

第五篇　社区卫生服务

第六篇　健康教育

第七篇　医养结合

第八篇　健康管理

老年脑卒中患者照顾者自我效能感与益处发现的相关性

（谭琳 罗珊 佘秋群 陈丽）

　　脑卒中作为世界范围内第二大常见死因和首位致残原因，已成为全球性的公共卫生问题[1,2]。研究显示，75%以上的患者均遗留有不同程度的功能障碍[3]，需要其家庭成员的长期照护。尤其是老年脑卒中患者机体功能功逐渐衰退老化，又常合并基础疾病，其认知功能障碍更为明显。这会给社会和家庭带来极大的负担，严重影响脑卒中患者照顾者的身心健康，进而降低其照护质量，延缓患者的康复进程。研究显示[4]，照护质量的高低很大程度上影响着脑卒中患者的功能康复进程，而个体自我效能感的高低决定照顾者是否能很好地掌控其家庭照护角色及高质量地完成照护任务。此外，也有研究表明[5]，益处发现可以缓解照顾者的焦虑抑郁情绪，增加照顾者的积极体验，可以正向预测照顾者的心理健康水平，提高其长期照护的质量。本研究旨在探讨老年脑卒中患者家庭照顾者自我效能感与益处发现的现状及其相关性。

1 对象与方法

1.1 研究对象

　　便利抽取2018年3—12月四川省泸州市某三级甲等医院160例老年脑卒中患者照顾者进行调查。脑卒中患者纳入标准：① 符合全国第四届脑血管病的诊断标准[6]，经头颅磁共振成像（MRI）或CT确诊为脑卒中者；② 年龄≥65岁。排除标准：合并严重心、肺、肝、肾等脏器衰竭者。照顾者纳入标准：① 脑卒中患者的亲属；② 年龄≥18周岁；③ 平均每天照顾时间≥4h；④ 意识清楚，有效的语言沟通能力及正常的理解能力；⑤ 知情同意并自愿参与本研究者。排除标准：经过专业训练的有偿照顾者，如护工、保姆等。本研究有效调查家属照顾者160例，其中男68例、女92例；年龄：28~74岁，平均（49.2±11.7）岁；文化程度：小学29例、初中46例、高中或中专58例、大专及以上27例；与患者关系：子女58例、配偶83例、其他关系19例；家庭人均月收入：≤3 000元28例、3 001~5 000元91例、5 001~8 000元32例、>8 000元9例；生源地：农村84例、城市76例；婚姻状况：未婚8例、已婚144例、离异7例、丧偶1例；目前工作情况：务农42例、事业/企业单位职工49例、退休56例、其他13例；照顾患者总时间：<1个月65例、1~3个月64例、3~6个月22例、>6个月9例；平均每天照顾患者时间：4.0~6.0 h 53例、6.1~8.0 h 47例、8.1~12.0 h38

例、12.1~24.0 h 22 例。

1.2 研究工具

（1）一般资料调查问卷：由研究者自行设计，内容主要包括性别、年龄、文化程度、婚姻状况、与患者关系、家庭月收入、生源地等相关资料。

（2）一般自我效能感量表（GSES）[7]，评价个体自我效能的水平。采用 Zhang 等[8]翻译的中文版量表，该量表为单维度量表，共计 10 个条目。采用 Likert4 级评分，从"完全不正确~完全正确"分为 4 个等级，总分为 10~40 分，得分越高提示个体的自我效能水平越高。其中，低水平为总分<20 分，中度水平为 20~30 分，高水平为>30 分。该量表的 Cronbach α 系数为 0.87，广泛应用于国内临床领域，具有良好的信效度[9]。

（3）益处发现量表（BFS）由 Antoni 等[10]编制，评价照顾者在照顾患者过程中个人成长和益处发现方面的水平。本研究采用刘谆谆[11]翻译的中文版量表。该量表包含 6 个维度，共计 22 个条目。分别是接受维度（条目 1~3）、家庭维度（条目 4、5）、世界观维度（条目 6~9）、个人成长维度（条目 10~16）、社会关系维度（条目 17~19）、健康行为维度（条目 20~22）。采用 Likert5 级评分，从"完全没有~非常多"分为 5 个等级，总分为 22~110 分，得分越高提示获益感越多。中文版 BFS 的 Cronbach α 系数为 0.95（各维度为 0.79~0.96），具有良好的信效度。

1.3 调查方法

研究者及经过培训的 2 名调查员在征得医院护理部与神经内科患者及照顾者知情同意后，向脑卒中患者照顾者发放问卷。采用统一的指导语解释调查目的、意义及问卷的正确填写方法后，现场发放问卷，由调查对象独立完成问卷，完成后由经过培训的调查员仔细检查后当场收回。最后双人核对无误后录入数据。本次调查共发放问卷 165 份，回收有效问卷 160 份（96.97%）。

1.4 统计学方法

采用 SPSS22.0 软件进行 Pearson 相关分析。

2 结果

2.1 老年脑卒中患者照顾者 GSES 得分

GSES 总体得分为 28.41 ± 7.92 分，总体处于中等水平，其中 41 例（25.63%）为低水平自我效能，68 例（42.50%）为中度自我效能，51 例（31.87%）为高水平自我效能。

2.2 老年脑卒中患者照顾者 BFS 得分

BFS 总体得分为 69.13 ± 8.76 分，按各维度条目均分高低依次排序为：健康行为维度（3.54 ± 0.71 分）、家庭维度（3.42 ± 0.95 分）、接受维度（3.27 ± 0.86 分）、世界观维度（3.10 ± 0.98 分）、个人成长维度（2.95 ± 0.83 分）、社会关系维度（2.83 ± 0.93 分）。

2.3 老年脑卒中患者照顾者自我效能感与益处发现的相关分析

GSES 得分与 BFS 总分显著正相关（$r=0.453$，$P=0.000$），益处发现各维度中与自我效能感的相关程度依次为：健康行为（$r=0.327$，$P=0.000$）、社会关系（$r=0.319$，$P=0.000$）、家庭（$r=0.306$，$P=0.001$）、接受（$r=0.287$，$P=0.027$）、世界观（$r=0.259$，$P=0.041$）、个人成长（$r=0.242$，$P=0.058$）。

3 讨论

本研究中老年脑卒中患者照顾者自我效能感处于中等水平，与吕露露等[4]研究结果一致。说明脑卒中家庭照顾者参与照顾工作的主动性和积极性不高，其完成照顾行为的自信心有待提高。自我效能是指个体是否相信自己有足够的能力去完成或者从事某种任务活动[4]。周文霞等[12]研究显示，自我效能感的形成与替代性经验、社会劝说、情绪状况生理唤起及过去的成败经验密切相关。因此，建议临床护理人员将自我效能理论作为理论框架，根据患者病情，与患者照顾者共同构建合理的康复计划，使其了解照顾过程中的常见问题及应对方式，强化其相关疾病知识与护理技能；鼓励同类患者及其照顾者分享其成功的照顾经验，使其获得坚持的动力。同时，在临床实践中应重点关注照顾者在照顾过程中出现的负性情绪并引导其进行积极应对，从而充分挖掘照顾者自身潜能，发挥其主观能动性，增强其完成长期照顾行为的信心与自我效能感[13]。

唐文娟等[13]研究表明，动机性访谈、赋能授权干预、聚焦解决模式 3 种干预方式均能够提高照顾者的疾病认知水平，促进其主动学习照顾技能，维持家庭长期照护系统的正常运转，增强疾病应对的信心，促进其自我效能感的提升[13]。尤其是实施方便、进行较短时间的干预即可取得明显变化的聚焦解决模式，值得在临床上推广应用。同时，社会支持作为自我效能重要的保护性资源之一，能够积极调节照顾者的自我效能水平[14]。建议医护人员通过各种途径为照顾者提供可利用的社会支持，鼓励照顾者积极参加团体或者社交活动，帮助其拓宽社交圈，从而减轻其照顾负担，提高自我效能。

本研究中老年脑卒中患者照顾者益处发现处于一般水平，低于其他慢性病照顾者益处发现得分，有较大的提升空间。如艾建赛等[5]关于慢性心力衰竭患者照顾者益处发现得分为 76.0 ± 17.3 分；Cheng 等[15]关于阿尔茨海默病患者照顾者益处发现得分为 78.4 ± 18.9 分；Zhang 等[16]关于维持性血液透析患者照顾者益处发现得分为 79.2 ± 16.5 分。可能与脑卒中患者疾病特点有关。在脑卒中患者的康复过程中，家属照顾者发挥着非常重要的作用，与患者的康复锻炼及健康结局密切相关[4]。但是，大部分亲属随着工作状态及社会角色的改变，在照顾过程中不能有效地评估和利用现有的资源来辅助患者，加之我国照顾者支持政策与指南尚未完善，使照顾者担负着沉重压力和负荷，对其身心健康与益处发现水平造成严重影响[17]。得分最高的是健康行为维度，可能与照顾者在照顾过程中，主动了解和分析脑卒中疾病发生发展的机制与预防措施，理性地采纳医护人员提供的健康相关建议，并运用所学的知识和技能管理自己的健康行为有关。益处发现[18]是指个体在应对外界不良环境时所采取的一种积极的认知适应方式。益处发现水平的提高是个体积极感知的内在动力。Hu 等[19]研究验证了多学科支持干预方案对照顾者益处发现和积极情绪的促进作用。Lambert 等[20]研究发现，运动干预包括一些专业性的活动或者其他不同类型的有氧运动方式，如瑜伽、散步、徒步旅行等，有效地减轻了照顾者的心理负担，提升了照顾者的生活满意度和益处发现。艾建赛等[5]研究显示，通过团体支持干预、书写性表达干预等方式，可以对照顾者进行支持与肯定，提供可利用的资源和支持，为照顾者解决所面临的身心问题，从而提升益处发现对照顾者心理健康的引导作用。

本研究结果表明，照顾者自我效能感越高，益处发现水平越高，提示照顾者自我效能感的提升是增强照顾者益处发现的重要途径。该结论符合拉扎勒斯的压力认知调节理论，即个体若能充分使用积极的认知评价方式，可以提高个体积极感受与内在价值的感知水平[21]。Mei 等[22]研究表明，拥有更高水平自我效能感的照顾者，在面临照顾过程中的压力性事件时，能够以积极的应对方式对该事件进行新的评价和认知重塑，对困境和挑战充满自信心，善于利用社会资源解决问题，从而促进益处发现水平的提升。

刘晓华等[23]研究指出，正念疗法、生命意义干预、希望疗法、积极情绪书写表达、幸福疗法、促进创伤后成长干预是目前临床上常用的积极心理干预方式。结果表明，积极心理干预能帮助照顾者充分利用周围资源，积极寻求他人的支持和帮助，从而带动负面情绪的消化与照顾行为的改善，促进其自我效能感与益处发现水平的提升[24]；表明拥有积极情绪的个体在面对不良环境时表现出具有建设性、更灵活的应对技巧，符合积极情绪的建构理论[18]。

综上，建议根据照顾者家庭环境、文化背景等特点及个体化需求进行情绪疏导，转变照顾者的应对方式，建立其处理照顾挑战的资源，增强其长期照顾的自信心，提高其自我效能感，从而提升益处发现水平，最终达到提升照顾者心理健康水平的目标。本研究的不足之处在于调查对象均来自西南地区，样本来源相对单一，今后拟加大样本量，进行纵向、深入性的研究探讨。

参考文献

[1] WORLD HEALTH ORGANIZATION. Global health observatory（GHO）：data（2015）：top 10 causes of death[EB/OL]. [2017-07-16]. http：//www.who.int/gho/mortality_burden_di-sease/causes_death/top_10/En/，2017-08-30.

[2] BENJAMIN E J，BLAHA M J，STEPHANIE E，et al. Heart disease and stroke statistics-2017update：a report from the American Heart Associatio[J]. Circulation，2017，135（10）.

[3] 刘敏. 脑卒中后残疾的研究进展[J]. 中华流行病学杂志，2013，34（11）.

[4] 吕露露，郭红，胡力云，等. 脑卒中家庭照顾者自我效能与照顾能力状况及其相关性[J]. 现代临床护理，2016，8.

[5] 艾建赛，王盼盼，田丽，等．慢性病患者照护者益处发现的研究进展[J]．中国全科医学，2018，21（10）．

[6] 王新德．各类脑血管疾病诊断要点[J]．中华神经科杂志，1996（6）．

[7] 陶巍巍，王兰．腹膜透析患者社会功能与社会支持的相关性研究[J]．护理管理杂志，2010，10（3）．

[8]ZHANG JX, SCHWAYZER R .Measuring optimistic self-be liefs：a Chinese adaptation of the general self-efficacy scale[J]. Psychologia, 1995, 38（3）.

[9] 陶醉．杜氏肌营养不良患者主要照顾者的自我效能、社会支持对其照顾负担的影响研究[D]．南昌：南昌大学，2018．

[10] ANTONI M H, LEHMAN J M, KILBOURN K M, et al. Cognitive-behavioral stress management intervention reduces the prevalence of depression and enhance benefit finding among women under Treatment for ear- ly-stage breast cancer[J]. Health Psychol, 2001, 20（1）.

[11] 刘谆谆．癌症患者疾病获益感量表的跨文化调适[J]．中华护理杂志，2015，50（5）．

[12] 周文霞，郭桂萍．自我效能感：概念、理论和应用[J]．中国人民大学学报，2006，31（1）．

[13] 唐文娟，屈文倩，陆群峰，等．照顾者自我效能研究现状[J]．广西医学，2018，40（14）．

[14] 张顺香．脑出血住院患者照顾者照顾负担与照顾能力、社会支持的相关性研究[D]．延吉：延边大学，2016．

[15] CHENG S T, LAU R W L, MAK E P M, et al. Benefit-finding intervention for alzheimer caregivers：conceptual framework, implementation is- sues, and preliminary efficacy[J]. Gerontologist, 2014, 54（6）.

[16] ZHANG L, WANG F, WANG L, et al. Prevalence of chronic kidney dis- ease in China：across-sectional surney[J]. Lancet, 2012, 379： 815-22.

[17] 梅永霞．脑卒中照顾者获益感概念框架及其评估工具的研究[D]．郑州：郑州大学，2018．

[18] 张瑞芹，孙翠勇，康乃馨，等．康复期乳腺癌患者积极情绪与自我效能感及益处发现的关系[J]．广东医学，2018，12．

[19] HU X L, DOLANSKY M A, SU Y L, et al. Effect of a multidisciplinary sup- portive program for family caregivers of patients with heart failure on caregiver burden, quality of life, and depression： a randomized con- trolled study[J]. Int J Nurs Stud, 2016, 62.

[20] LAMBERT S D, DUNCAN L R, KAPELLAS S, et al. A descriptive systematic review of physical activity interventions for caregivers： effects on car- egivers' and care recipients' psychosocial outcomes, physical activity levels, and physical health[J]. Ann Behav Med, 2016, 50（6）.

[21] 何文忠，周洁．护理健康促进[M]．上海：上海科学技术出版社，2013．

[22] MEI Y, WILSON S, LIN B, et al. Benefit finding for Chinese family car- egivers of

community-dwelling stroke survivors： a cross-sectional study[J]. J Clin Nurs，2018，27（7-8）.

[23] 刘晓华，马超群，宋春霞 . 积极心理干预的新进展对我国临床护理的启示[J]. 护理研究，2016，30（8）.

[24] 罗静文. 基于希望心理干预在脑卒中患者康复期患者主要照顾者中的应用研究[D]. 衡阳：南华大学，2017.

基于早期适时风险评估的分级个性化防控护理在慢性阻塞性肺疾病患者静脉血栓栓塞症预防中的应用

（苏理娜 赵天霞 刘艳 张蓝）

慢性肺阻塞性肺疾病（COPD）属于临床常见疾病之一，主要并发症为静脉血栓栓塞征（VTE），且属于高风险因素之一。该疾病高发群体主要由长时间使用激素、肢体活动受限、感染高发、吸烟以及长期缺氧等症状导致。同时据有关数据显示，COPD 患者发生 VTA 风险，约为其他种类疾病患者的两倍，且该疾病发生 VTA 可导致患者致死率逐渐增高[1]。早期适时风险评估分级个性化防控护理逐渐步入临床，众多学者的研究已应用于该疾病，临床已证实效果显著，可有效提高患者满意度，改善不良症状发生，且预后效果较好。鉴于此，本文选取 84 例 COPD 患者实施上述护理干预进行研究，现报道如下：

1 资料与方法

1.1 一般资料

将 2019 年 4 月—2020 年 2 月 84 例 COPD 患者纳入本次实验，按随机数字表法分为对照组和实验组，对照组男 20 例，女 22 例，年龄 50~68 岁，平均 62.73±4.13 岁，实验组男 21 例，女 21 例，年龄 51~70 岁，平均 63.91±3.23 岁，两组资料无统计学意义（$P > 0.05$），具有可比性。

1.2 方法

对照组实施常规护理干预，入院后观察患者各项临床指标变化，指导其进行试验抗凝药物预防，并检测用药后出现倾向。实验组实施早期适时风险评估分级个性化防控护理，具体如下：

（1）早期适时分级与评估，患者入院后，需首次风险评估时间，提前至入院 8h 内，若在住院过程中，发生病情突变，均以 Ca-Prini 评估模式为工具，通过早期与适时评估，需将患者纳入不同的 VTE 风险等级，且评估分值为 0~1 分，为低危级群体 VTE，2 分为中危级群体 VTE，3~4 分则为高危级群体 VTE，评分≥5 分者为极高危级群体 VTE。

（2）低中级群体个性化预防，需早期制定与持续合理活动，开展适用于自身饮食方案，根据饮食状况以及活动情况进行个性化微调。

（3）高危级群体，在落实中危级预防基础上，需提高完善各项检查项目，如下肢血管彩超、超声心动图、D-二聚体等，若检查结果未出现血栓形成，可指导其被动肢体活动、落实主动，如踝泵运动等项目，防止对患者下肢实施静脉穿刺，且避免长期取坐位。

（4）极高危群体：在落实高危群体基础上，对其血栓形成进行密切观察，将下肢周径测量、四肢动脉搏动颜色温度观测、Homans 征评估、观察及记录作为每日必要护理内容，并将高危风险提示牌悬挂于床头，同时遵医嘱实施。

1.3 观察指标

观察两组 VTE 发生率，主要包括：① 活动性恶性肿瘤，患者先前具有局部或远端转移，且 6 个月内接受过放疗或化疗；② 既往 VTE；③ 患者身体因素或遵医嘱至少 3d；④ 具有血栓形成，抗凝血酶缺陷症，且蛋白 C 或 S 缺乏，LeidenV 因子及凝血酶原 G20210A 变异，并具有抗凝脂抗体综合征；⑤ 近期（<1 个月）进行创伤外科手术；⑥ 年龄>70 岁；⑦ 存在心脏或呼吸衰竭；⑧ 急性心肌梗死，且缺血性脑卒中；⑨ 伴有急性感染或风湿性疾病；⑩ 肥胖（体重指数>30kg/m²）；⑪ 正在实施激素治疗。观察两组各项护理满意度评分（护理时机合理性、护理理念个性化、护理策略适宜性、护理结局有效性），分值为 0~10 分[2]，分值越高表示满意度越高。

1.4 统计学处理

全文数据均采用 SPSS19.0 统计软件进行计算分析，其中均数±标准差（$\chi \pm s$）用于表达，计量资料，采取 t 检验，百分比表达计数资料，采取 χ^2 检验，其中 $P < 0.05$ 表示差异具有统计学意义。

2 结果

2.1 两组 VTE 发生率比较

实验组 VTE 总发生率为 11.90%，明显低于对照组的 28.57%（$P < 0.05$）（见表 1）。

表 1 两组 VTE 发生率比较

组别	例数	PTE	DVT	VTE发生率/%
实验组	42	3	2	5（11.90）
对照组	42	8	4	12（28.57）
χ^2				8.608
P				$P < 0.05$

2.2 两组各项护理满意度评分比较

实验组各项护理满意度水平明显高于对照组（$P < 0.05$）（见表 2）。

表 2　两组各项护理满意度评分比较（$\bar{x}\pm s$，分）

组别	护理时机合理性	护理理念个性化	护理策略适宜性	护理结局有效性
实验组（n=42）	8.89±2.14	8.95±2.65	8.98±2.45	9.17±1.82
对照组（n=42）	6.21±1.35	5.62±1.65	6.21±1.25	6.24±1.35
t	6.864	6.913	6.527	8.466
P	$P<0.05$	$P<0.05$	$P<0.05$	$P<0.05$

3　讨论

近年来，随着医疗水平不断发展，早期适时风险评估分级个性化防控护理逐渐步入临床，众多学者应用于该疾病[3,4]，临床已证实其效果显著，该护理方案主要依据 VTE 风险评估结果，从而制定内容、频次、形式以及深度等个性化预防方案，且形成预防护理，提供 VTE 风险预控需求的高度匹配状态；护理人员需通过个性化预防，开展护理活动，从而提高沟通效率，且提供合理护理方案，并目标明确地实施，促进 VTE 预防效率实现[5]。同时实施科学及时的风险评估，合理、全面以及深入地进行个性化预防活动，从而有效降低 VTE 风险发生，促进 COPD 患者护理得到有效改善，避免 VTE 困扰而高度受益，从而提高各项满意度评分[6]。本文研究显示，实验组 VTE 总发生率为 11.90%，明显低于对照组的 28.57%（$P<0.05$）；实验组各项护理满意度水平明显高于对照组（$P<0.05$），说明早期适时风险评估分级化个性化防控护理在 COPD 患者 VTE 预防中效果显著，值得临床鉴定。

综上所述，早期适时风险评估分级化个性化防控护理在 COPD 患者 VTE 预防中效果显著，值得临床鉴定。

参考文献

[1] 罗章英，王艳娜，萧敏湘.基于早期适时风险评估的分级个性化防控护理在慢性阻塞性肺疾病患者静脉血栓栓塞症预防中的应用[J].护理实践与研究，2019，16（6）.

[2] 沈芳，张景熙，刘锦铭，等.慢性阻塞性肺疾病加重期合并静脉血栓栓塞症的危险因素分析[J].中国呼吸与危重监护杂志，2019，18（5）.

[3] 郭海，方强，黄建鸣，等.Caprini和Rogers血栓风险评估模型在胸外科肺癌患者围手术期应用的验证研究[J].肿瘤预防与治疗，2019，32（8）.

[4] 王宗英，田苗.VTE预防策略在慢性阻塞性肺疾病高危风险人群中的临床应用效果观察[J].世界最新医学信息文摘，2019，19（99）.

[5] 王岩.分析优质护理在老年慢性阻塞性肺疾病患者护理中的应用效果[J].中国医药指南，2020，18（7）.

[6] 刘丽.临床护理路径在慢性阻塞性肺疾病患者护理中的应用价值分析[J].中国实用医药，2019，14（33）.

优化院前急救链式流程护理干预对急性心肌梗死患者的影响

（谭爱梅 杨秋俊 张玉蓉 宋招秀 陈碧华）

急性心肌梗死是人体冠状动脉持续性缺氧导致的急性病症，可累及患者呼吸、心血管等重要系统，危及生命[1]。该病症的急救具有很大的时限性，患者需立即就医及时救治，而链式流程管理是指以一个个环节为管理对象，以保持每个环节的有效连续性为管理目的的管理活动[2]，确保救治的有效性与时效性。本次研究部分急性心肌梗死患者进行优化院前急救护理干预程序，效果理想，总结如下。

1 资料与方法

1.1 一般资料

抽选2017年2月—2019年2月期间院前急救的114例急性心肌梗死患者，随机平分为两组，对照组57例，男性患者30例，女性患者27例；年龄35~71岁，平均年龄56.1±4.2岁；高血压病史患者20例，脑血管病史患者11例，糖尿病病史患者18例，无明显病史患者8例；发病到就诊时间5~40 min，平均时间12.5±5.1 min。观察组57例，男患者28例，女患者29例；年龄33~74岁，平均年龄58.7±4.5岁；高血压病史患者24例，脑血管病史患者15例，糖尿病病史患者9例，无明显病史患者9例；发病到就诊时间8~30 min，平均时间20.2±4.2 min。患者一般资料具有可比性（$P > 0.05$）。

1.2 方法

1.2.1 对照组

给予患者常规院前急救护理措施，包括接听呼救电话、3分钟出诊、医护人员到达现场积极采取相应急救措施稳定患者的生命体征。

1.2.2 观察组

观察组患者优化院前急救护理干预流程，实施链式管理。

（1）学习培训：利用课堂讲座、微课、典型案例模拟培训等方式对急救人员进行胸痛中心相关知识的培训，包括胸痛患者的识别、处置要点、时钟管理、转运安全等。

（2）优化管理流程：所有院前急救患者均纳入链式流程管理，实施节点闭环管理：① 接呼救电话，出诊医师通过电话询问病情，出诊护士对疑似急性心肌梗死患者向预检分诊护士电话重症预警。② 急救现场对患者的生命体征、意识状态、发作时间等进行快速评估并采集患者身份信息与院内急诊对接，院内急诊护士通知胸痛中心人员做好接诊准备、开辟绿色通道。③ 患者到达医院后在转入抢救室的同时实施零费用入住绿色通道虚拟病房管理模式。

（3）优化干预措施：① 吸氧护理。急救现场立即使用面罩或鼻导管吸氧气流量4~6 L/min，浓度为40%持续吸入。② 用药护理。为缓解患者的疼痛，医护人员遵照医嘱给予患者适量的硝酸甘油等镇痛药物[3]或遵医嘱给予急救药包：阿司匹林300 mg、替格瑞洛180mg或瑞舒伐他汀20mg。③ 心理护理。急性心肌梗死发病突然，时常伴有心前区的剧烈疼痛，患者表现出焦虑、易怒等不良情绪，急救人员应针对性地给予心理干预，在急救护理时询问患者感受，照顾患者的情绪，进行心理疏导，缓解患者精神压力。

1.3 观察指标

统计两组的急救成功率、患者平均急救时间、平均住院时间。

1.4 统计学方法

研究采用SPSS19.0软件进行处理，其中平均急救时间、平均住院时间由（$x\pm s$）表示，采用t检验；急救成功率由%表示采用卡方检验；差异具有统计学意义（$P<0.05$）。

2 患者临床指标对比结果

观察组急救成功率高于对照组（$P<0.05$）；平均急救时间、平均住院时间均短于对照组（$P<0.05$）（见表1）。

表 1 患者临床指标对比（$x\pm s$）

组别	急救成功率	平均急救时间/min	平均住院时间/d
对照组（$n=57$）	47（82.46）	43.52±7.56	15.64±4.43
观察组（$n=57$）	55（96.49）	35.47±6.63	11.23±4.18
t值	5.961	6.044	5.466
P值	0.015	0.000	0.000

3 讨论

急性心肌梗死的临床治疗原则是及时挽救心肌，缩小梗死面积，并预防相关并发症。院前急救护理是从基础急救护理发展起来的一种新兴模式，其主要任务是分秒必争地抢救患者的生命，做到减轻患者痛楚、及时转运、降低伤残率等首要工作，具有灵活性、有序性、关键性[4]。

链式流程实施闭环管理，以胸痛时间节点进行质量控制，护理人员进入链式工作坊，环环相扣，保证急救工作高效到位。研究结果表明，观察组中急救成功率明显提高且预后情况比较理想，减少了急救时间，在很大程度上保证了患者的生命安全，与相关权威研究的结果具有一致性。

综上所述，优化的链式流程护理干预可有效提高急性心肌梗死患者急救成功率，缩减急救时间及患者住院时间，具有很高的推广价值。

参考文献

[1] 安文峰.优质护理用于急性心肌梗死合并心力衰竭的临床分析[J].中西医结合心血管病电子杂志，2015，3（14）.

[2] 赵文清.链式过程与链式管理——科技成果转化模式研究[J].科技管理研究，2002，22（5）.

[3] 东华.全程优质护理在急性心肌梗死护理中的应用[J].中国现代药物应用，2018，12（16）.

[4] 潘明.急性心肌梗死院前急救配合介入治疗的疗效及护理干预分析[J].中国医药指南，2019，17（6）.

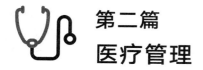

第二篇
医疗管理

2014—2018 年泸州市精神卫生服务现况调查研究报告

（陈晶）

1 研究概况

1.1 泸州市概况

据 2018 年泸州市统计局年度统计公报，泸州全市总面积 12 232.34 平方千米，全市下辖三区四县，户籍总人口 509.61 万人，其中男性 263.05 万人，女性 246.56 万人。经四川省统计局审定，全年实现地区生产总值（GDP）1 694.97 亿元，人均地区生产总值（人均 GDP）3 9230 元，低于全国人均 64 644 元。全市卫生机构（包括村卫生室）4 616 个，其中医院 147 个、基层卫生机构 4 439 个、专业公共卫生机构 29 个、其他卫生机构 1 个。在医院中，综合医院 97 个，中医医院 15 个，专科医院 35 个。2018 年年末，医疗卫生机构床位数 31 839 张，其中医院床位数 22 407 张，基层卫生机构床位数 8 807 张。全年医疗卫生机构总诊疗人次数 2 153.6 万人次，其中门、急诊 206.86 万人次，年入院人数 107.21 万人。

1.2 国内精神卫生服务体系现状

2014 年杨先梅等的《2014 年四川省精神卫生服务机构、床位及精神科执业医师现状分析》指出，四川省各市州间精神卫生服务资源分布不合理，目前的精神科床位密度高于 2010 年全国的平均水平，但远远低于世界平均水平，总体能够满足严重精神障碍可能出现严重危害社会行为患者的急性住院需要。2015 年姚付新等的《中国 2004 年以来精神卫生服务的发展与问题》指出，2006 年年底至 2010 年年底全国精神卫生机构由 1 124 家增至 1 650 家，从构成来看，以政府投入为主，但我国精神卫生服务机构在不同省份之间分布不均衡，绝对数四川最多。2004—2013 年全国精神科开放床位总数明显上升，10 年来精神科床位使用率逐年上升。

1.3 泸州市精神卫生服务体系

泸州市最早的精神医疗服务机构，即泸州市精卫中心，设置于 1965 年。截至 2018 年，泸州市的精神卫生服务系统主要由 7 家精神病专科医院和 2 家综合医院精神科构成。随着精神医疗需求增加和政府对精神医疗重视程度的提升，精神健康服务机构数量和从业人数一直呈增长趋势，但直至目前仍尚未达到国际平均水平。《泸州市精神卫生工作规划（2015—2020年）实施方案》的总体目标指出，到 2020 年，普遍形成政府组织领导、各部门齐抓共管、社会组织广泛参与、家庭和单位尽力尽责的精神卫生综合服务管理机制。建立健全与该市经济社会发展水平相适应的精神卫生预防、治疗、康复服务体系。

1.4 本次调查的目的及意义

《全国精神卫生工作体系发展指导纲要（2008 年--2015 年）》指出，改革开放以来，我国精神卫生工作有了很大的发展，精神卫生工作体系初步形成，领导协调机制正在各地逐步建立，管理规范和制度陆续出台，专业人才队伍不断发展，能力水平得到提高，服务规模和内容逐步扩大与完善。但是，我国精神卫生工作中还存在预防和识别处理精神疾病与心理行为问题的力度不够、总体服务资源不足且管理分散、地区差异明显、防治机构和人员队伍缺乏、尚未建立有效的机构间工作衔接机制、精神疾病社区管理和康复薄弱等问题。近年来，泸州精神卫生服务状况逐渐改善，但一直缺乏系统的评估。因此，针对泸州市注册的 9 家精神医疗服务机构的精神卫生服务治疗现状进行连续 5 年的纵向调查研究，并进行信息整合与分析，对于改善精神疾病患者的管理、治疗和康复具有重要意义，同时为泸州市精神卫生服务相关政策和措施的制定提供实证依据。

2 研究方法

2.1 调查对象

截至 2018 年 12 月 31 日，泸州市所有注册的精神疾病专科医院或综合医院精神科共 9 家，即西南医科大学附属医院精神科、泸州泰康精神专科医院、泸州市精神卫生中心、泸州安宁精神病康复医院、泸州纳溪篮山郡精神病医院、合江精神康复医院、泸县精神病医院（即泸县康复医院）、泸州福宁精神病医院、合江县人民医院精神科，将以上 9 家医院作为此次调查的对象。

2.2 调查方法

本研究采取整体抽样，对所有本市注册的精神医疗机构进行连续 5 年的精神卫生服务发展现状调查。调查年限为 2014 年 1 月 1 日至 2018 年 12 月 31 日的所有相关信息。

调查流程：问卷编制参考已有研究并征询专家意见进行。问卷先在西南医科大学附属医院精神科进行预测试，征求有关专家建议再经主要研究者讨论后修订，并作为泸州市精神医疗质量控制检查的一部分发放到各机构进行填写和汇总。

调查工具：本研究采用自编问卷的方式进行。

问卷内容主要包括：

（1）机构信息，调查项目包括医院类型、编制和开放床位数等。

（2）从业人员，包括医生、护士等人员构成信息；

（3）患者信息，包括门诊和住院患者人数、诊断类型等；

（4）治疗信息，包括治疗方式及常用精神科药物的处方量等。

2.3 统计分析方法

采用SPSS17.0进行统计数据分析，对医院及患者基本情况和相关医疗服务等进行描述性统计分析。

3 研究结果

3.1 精神卫生医疗机构基本情况

截至2018年12月31日，泸州市共有精神卫生医疗机构9家，除叙永县及古蔺县外所有的泸州市行政区、县均有1家及1家以上的精神卫生医疗机构。其中，精神卫生专科医院7家，综合性医院精神科/心理科2所。9家机构中，大部分由民营机构主办，卫生行政部门主办2家，民政部门主办2家。精神卫生机构级别包括一级、二级、三级。9家医院中，三级医院2家，二级医院3家，一级及以下医院4家。建立时间：2000年前建立3家，2001—2010年建立1家，2010年以后建立5家。2014—2018年调查期间，泸州市精神卫生机构新增3家，分别为医疗机构5于2014年建立、医疗机构7于2017年建立、医疗机构9于2018年建立。2018年泸州市精神卫生机构编制床位数最少为30张，最多为300张，总编制床位1095张，其中精神病专科医院编制床位1005张，占总床位数的91.8%，合江县及江阳区精神卫生机构分别有300张以上的编制床位，而龙马潭区编制床位不足100张（见表1）。

表1 泸州市精神卫生专业服务机构的基本情况

精神疾病专科医疗机构	所属机构类型	医院级别	注册日期	开放床位数	编制床位数
医疗机构1	卫生部门	三级	2001	60	60
医疗机构2	民营部门	二级	2011	220	30
医疗机构3	民政部门	二级	1965	750	300
医疗机构4	民营部门	无	2012	300	60
医疗机构5	民营部门	无	2014	425	117
医疗机构6	民营部门	二级	1984	590	298
医疗机构7	民营部门	无	2017	260	100
医疗机构8	民政部门	无	1974	550	100
医疗机构9	卫生部门	三级	2018	61	30

注：医疗机构1~9的名称分别为：西南医科大学附属医院精神科、泸州泰康精神专科医院、泸州市精神卫生中心、泸州安宁精神病康复医院、泸州纳溪蓝山郡精神病医院、合江精神康复医院、泸州福宁精神病医院有限公司、泸县康复医院、合江县人民医院精神科。

3.2 泸州市精神卫生医疗机构床位情况

2014—2018年泸州市精神卫生机构床位数逐年增多，无论是编制床位数还是开放床位数，均呈现逐年上升趋势，编制床位数由 800 张增至 1 095 张，开放床位数由 1 753 张增至 3 216 张（见图 1）。2018 年泸州市精神科开放床位数总有 3 216 张，主要分布在精神专科医院中，占总床位数的 96.2%。据 2018 年泸州市统计局发布数据，泸州市户籍总人口 509.61 万人，由此计算泸州市精神卫生机构床位密度为 2.15 张/万人。尽管 2014—2018 年床位密度逐渐增高，但仍低于世界平均水平 4.36 张/万人，更远远低于中高等收入国家的平均水平 7.7 张/万人。2006 年，郭岩等《全国精神卫生专业机构资源配置研究》提出了 3 个层次的床位配置方案，最低配置为满足有重性精神疾病而可能出现严重危害社会行为的患者的急性住院需要，床位密度为 1.48 张/万人；中等配置为在此基础上，进一步满足重症抑郁障碍而有自杀倾向的患者的住院需要，床位密度为 5.64 张/万人，较高配置为在中等配置基础上，进一步满足有重性精神疾病而可能致残的患者的住院需要，床位密度为 8.61 张/万人。按此研究结果，目前的总床位数量已达到全国收治急性重性精神疾病患者的需要，并且床位使用率（93.6%）已超过 WHO（世界卫生组织）推荐的标准床位使用率（85%），总体床位资源得到了较为高效的利用，但离实现中等配置的精神卫生服务需要则有着巨大的差距。

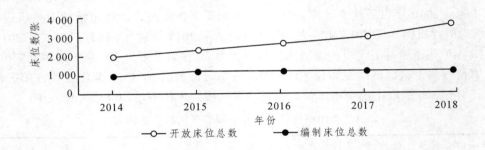

图 1　2014—2018 年泸州市精神卫生医疗机构开放及编制床位数变化

3.3 泸州市精神卫生医疗机构住院费用情况及药物占比情况

将泸州市 9 家精神卫生医疗机构住院次均费用取平均值，作为当年泸州市精神卫生医疗机构平均住院次均费用。2014—2016 年泸州市精神卫生机构平均住院次均费用逐年上升，于 2016 年最高，达 21 554 元。2016—2018 年逐年下降，截至 2018 年年底，平均住院次均费用为 16 522 元（见图 2）。根据国家统计局 2018 年国民经济统计公报，全国居民人均可支配收入 28 228 元，一次住院费用可占其收入的 50% 以上；按全国居民五等份收入分组，低收入组人均可支配收入 6 440 元，中间偏下收入组人均可支配收入 14 361 元，中间收入组人均可支配收入 23 189 元，中间偏上收入组人均可支配收入 36 471 元，高收入组人均可支配收入 70 640 元。可见，住院费用对于低收入及中间偏下收入人群构成经济负担。2014—2018 年住院药费占比呈逐年下降趋势，由 16.52% 降至 7.85%（见图 3）。

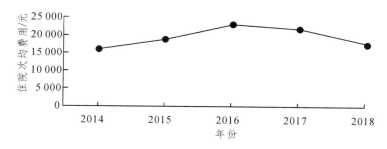

图 2　2014—2018 年泸州市精神卫生机构平均住院次均费用变化

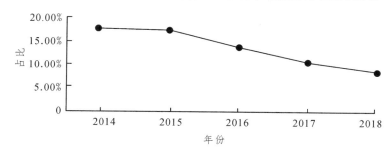

图 3　2014—2018 年泸州市精神卫生医疗机构住院药费/住院总费用占比变化

3.4　门诊及住院患者人次数变化

2014—2018 年，泸州市精神卫生机构住院及门诊患者就诊人次数逐年增多。住院患者人次数增长了 81%，门诊患者人次数增长了 53%（见图 4）。2018 年泸州市精神卫生机构编制床位与门诊患者人数比例为 1∶107，精神科床位相对紧缺是又一亟待解决的问题。

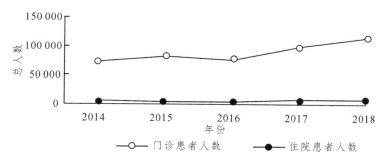

图 4　2014—2018 年泸州市精神卫生医疗机构门诊及住院就诊患者人次数变化

3.5　泸州精神卫生医疗机构住院患者常见诊断类型

根据 ICD-10，将常见精神疾病分为：F00—F09 器质性，包括症状性，精神障碍；F10—F19 使用精神活性物质所致的精神和行为障碍；F20—F29 精神分裂症、分裂型障碍和妄想性障碍；F30—F39 心境（情感）障碍；F40—F48 神经症性、应激相关的及躯体形式障碍；F50—F59 伴有生理紊乱及躯体因素的行为综合征；F60—F69 成人人格与行为障碍；F70—F79 精神发育迟滞；F80—F89 心理发育障碍；F90—F98 通常起病于童年与少年期的行为与情绪 9

大类。其中，F50—F59、F60—F69、F80—F89、F90—F98数据缺乏，不纳入本次研究。

2014—2018年，泸州市精神卫生医疗机构住院患者中，各项诊断分类的人次数均呈上升趋势，F20—F29精神分裂症、分裂型障碍和妄想性障碍住院人次数明显高于其他类型，最高达5 518人次，其次为F30—39心境（情感）障碍。尽管F70—F79精神发育迟滞仍呈上涨趋势，但住院人次数与其他类型相比仍较少，最高达262人次。诊断为F00—F09器质性包括症状性精神障碍的患者逐年增多，增长了236%。F10—19使用精神活性物质所致的精神和行为障碍增长了226%（见图5）。

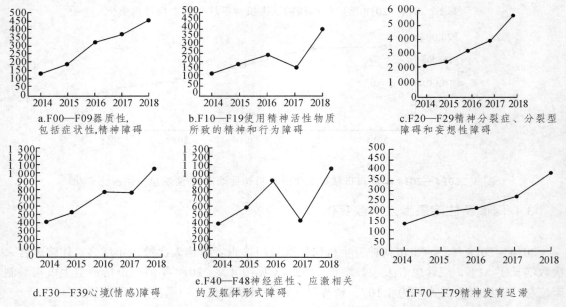

图5　2014—2018年泸州市精神卫生机构常见诊断类型的住院患者人次数变化

3.6 泸州市精神卫生医疗机构治疗开展情况

2014年药物治疗、工娱治疗已全面开始。2014—2018年，泸州市精神卫生机构团体心理治疗、康复治疗、个别心理治疗逐渐开展，呈逐渐上升趋势，目前已超过85%；开展了经颅磁刺激、生物反馈治疗及ECT/MECT治疗的精神卫生机构相对较少，目前仍不足60%（见图6）。

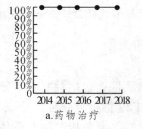

a.药物治疗

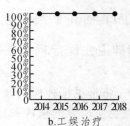

b.工娱治疗

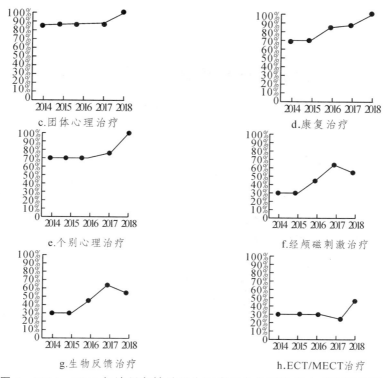

图6 2014—2018年泸州市精神卫生医疗机构各项治疗方式开展情况

医疗服务在线点评国内研究浅析

（李昂 宁南 林书瑗）

根据 CNNIC 发布的第 39 次《中国互联网络发展状况统计报告》，截至 2016 年 12 月，我国互联网医疗用户规模达 1.95 亿，占网民的 26.6%，其中，医疗信息查询使用率最高，达 10.8%，网上预约挂号、网上咨询问诊的网民比例也较高。医疗服务在线点评作为一种医疗在线评价信息，在解决传统医疗服务市场中的信息不完全和信息不对称问题中发挥了重要作用[1]。医疗服务在线点评是指患者通过在线网站对医疗服务提供者（包括医疗卫生机构与医务人员）及其所提供医疗服务的质量进行评价，描述就诊经历及满意度等，包括文字评价和评分评价[2]。随着互联网医疗的快速发展，许多网站都提供了数量较大的医疗在线点评，如好大夫在线、健康 160、医护网、大众点评等互联网服务平台。患者接受了医疗服务后可以通过在线点评分享就医感受，为其他患者提供重要的参考信息。庞大的医疗服务在线点评信息数据蕴含着巨大的价值，在过去的 10 年中，逐渐吸引了学术界的关注，已经成为许多学者开展深入研究的重要课题。

1 资料来源与描述性分析

在 CNKI 中国期刊全文数据库中，以"医疗服务在线点评""医院在线评论""在线医疗评价"等主题词进行检索，时间跨度从 2009 年 1 月—2019 年 10 月，共获得与医疗服务在线点评相关的文献 61 篇，其中 2016 年以后的文献占 50 多篇，说明对该领域的研究主要集中在近 3 年，且呈逐年递增的趋势。对于在线评论的研究开始较早，由于"互联网+医疗"的兴起，一些学者开始将在线评论逐渐聚焦到医疗领域，因此与在线医疗服务点评相关的文献开始增加，来源期刊主要集中在医院管理、信息管理领域。

2 医疗服务在线点评国内研究内容分析

纵观医疗服务在线点评相关文献，对这些研究问题进行整合，本文试图对医疗服务在线点评的发出者、访问者以及评论本身进行概括。

2.1 医疗服务在线点评发出者研究

数量巨大的医疗服务在线点评来自接受过所评价的医疗服务的用户，他们发布的评论在一定程度上影响着评论访问者的就医决策过程。对医疗服务在线点评发出者的研究多数集中在发布者的信息披露意愿方面。李裕广（2015）以计划行为理论为框架，从患者个体感知的角度，研究了在线医疗社区中影响患者医疗信息共享意愿的因素，结果表明患者医疗信息共享意愿取决于患者对该行为的态度和感知行为控制以及患者感知在线医疗社区所能带来的社会回报[3]。尹华和张传美（2017）以在线医疗网站为例，从个体感知角度出发，构建了用户信息提供意愿影响因素模型，研究表明满意、感知价值、心流体验和个性化健康评估对用户信息提供意愿有正向影响，而隐私泄露风险对提供意愿有负向影响[4]。曾奕侨等（2017）以挂号网为例，从医生和医院两个层面的信誉研究影响发布者进行在线点评的因素，发现医生信誉、医院信誉对用户发表评论有积极作用，医院信誉能够积极影响医生信誉与患者发表在线评论的关系[5]。王瑜超和孙永强（2018）从网站服务、网站互惠规范和用户信任角度，构建了虚拟健康社区用户健康信息自我披露意愿的影响因素模型，研究表明信任与感知风险存在显著负向关系，与自我表露意愿存在显著的正向影响关系[6]。

2.2 医疗服务在线点评访问者研究

医疗服务在线点评访问者既是评论的阅读者，也可能是购买服务后的评论者。对医疗服务在线点评访问者的研究主要集中在评论对于访问者的使用意愿、决策和再传播的影响方面。张李义和李慧然（2018）以互动为研究视角，构建在线医疗问答患者用户使用研究的理论模型，验证了在线医疗问答情境下患者在提供信息时感知的自我效能和利他愉悦，人机交互时的感知易用性和感知有用性，以及认知信任和情感信任对其使用意愿的正向影响，得出了在线医疗问答患者用户的人际互动和人机互动感知对其使用意愿均有正向影响[7]。翟菊叶等（2018）通过对医疗服务在线点评进行实证分析，探讨了评论访问者感知评论的有用性受情感倾向的影响[8]。陆泉等（2019）基于消费者信任理论和感知理论，在在线社区的研究背景下，结合价格和从众心理的作用，构建了在线医疗社区患者择医行为的影响模型，证实了医生的线下声誉、线上口碑、服务质量、贡献价值、热度以及价格等因素对患者择医行为的影响[9]。周懿瑾等（2019）研究了线上医疗口碑通过互联网用户向患者再传播的影响因素，发现了关系强度、疾病严重性的影响以及性别的调节作用[10]。

2.3 医疗服务在线点评本身研究

在医疗服务在线点评的相关研究中，多数集中在对于评论内容本身的研究，如情感分析、信息服务质量等，研究主要来自信息管理领域。孙二冬和王刚（2016）面向医疗社交媒体的用户评论进行了情感分析的研究[11]。向菲和谢耀谈（2018）对在线医疗社区中用户点评进行了观点挖掘与情感分析[12]。高慧颖等（2019）、由丽萍和王世钰（2019）分别对医疗服务主题、在线医生服务评价主题进行了识别[13,14]。邓君和胡明乐（2019）基于用户感知理论探讨了在线医疗社区信息服务质量的影响因素，构建的模型中包含信息内容质量、医生资源与过程服务、基本服务与界面设计、用户特征、系统运行5个影响因素，并提出优化建议[15]。

3 国内研究方法述评

在关于医疗服务在线点评的研究中，运用了很多自然科学和社会科学的研究方法。在众多方法中，数理统计的方法使用率较高。多数研究采用问卷调查的方式获取数据，然后通过统计方法进行数据分析。在关于医疗服务在线点评内容的研究方面，多数研究通过爬取网络上的客观数据，运用数据挖掘的方法分析评论内容。向菲和谢耀谈（2018）采用特征规则方法，基于补充情感词典，针对医疗服务在线点评内容进行观点挖掘与情感分析，结果显示该方法的挖掘效果较好[12]。由丽萍和王世钰（2019）基于框架语义理论建立细粒度情感语义分类词典，基于框架和语义角色构建医生服务质量评价主题知识库，对评论文本进行框架语义标注，结合语义相似度算法，将文本中的语义信息与评价主题知识库相匹配，从而实现对评价主题的识别，获得了较高的正确率和召回率，表明了该方法的有效性与科学性[14]。

4 结论

综观医疗服务在线点评国内研究文献，本文从医疗服务在线点评的发出者、访问者以及评论本身进行内容上的概括，研究方法上主要以定量研究为主，特别是数理统计方法居多。总体而言，对医疗服务在线点评的研究仍在逐年增加，处于上升阶段。未来的研究可以从研究视角、研究方法等方面进行创新，发展空间较大。

参考文献

[1] 李昂，赵志杰. 基于信号传递理论的在线评论有用性影响因素研究[J]. 现代情报，2019，39（10）.

[2] 欧阳伟，李青谦. 医疗服务在线点评：来自英美两国的经验与借鉴[J]. 中国卫生政策研究，2018，11（6）.

[3] 李裕广. 在线医疗社区患者医疗信息共享意愿影响因素研究[D]. 哈尔滨：哈尔滨工业大学，2015.

[4] 尹华，张传美. 网络用户信息提供意愿影响因素实证研究——以在线医疗网站为例[J]. 科技与管理，2017，19（3）.

[5] 曾奕侨，吴红，卢乃吉. 患者在线评论行为影响因素的实证研究——以挂号网为例[J]. 智慧健康，2017，3（22）.

[6] 王瑜超，孙永强. 服务和互惠规范对于在线医疗社区用户自我表露意愿的影响研究[J]. 情报科学，2018，36（5）.

[7] 张李义，李慧然. 基于互动视角的在线医疗问答患者用户使用研究[J]. 数据分析与知识发现，2018，2（1）.

[8] 翟菊叶，刘玉文，叶泽坤. 不同情感倾向对医院在线评论有用性的影响分析[J]. 阜阳师范学院学报（自然科学版），2018，35（2）.

[9] 陆泉，李易时，陈静，李保萍. 在线医疗社区患者择医行为影响因素研究[J]. 图书情报工作，2019，63（8）.

[10] 周懿瑾，周智盈，佘涌波. 在线医疗口碑的再传播：关系强度、疾病严重性与性别的影响[J]. 国际新闻界，2019，41（7）.

[11] 孙二冬，王刚. 面向医疗社交媒体的用户评论情感分析研究[J]. 郑州航空工业管理学院学报，2016，34（6）.

[12] 向菲，谢耀谈. 基于特征规则的在线医疗社区用户评论观点挖掘与情感分析方法[J]. 医学信息学杂志，2018，39（11）.

[13] 高慧颖，刘嘉唯，杨淑昕. 基于改进 LDA 的在线医疗评论主题挖掘[J]. 北京理工大学学报，2019，39（4）.

[14] 由丽萍，王世钰. 基于框架语义的在线医生服务评价主题识别[J]. 情报理论与实践，2019，42（9）.

[15] 邓君，胡明乐. 基于用户感知的在线医疗社区信息服务质量影响因素研究[J]. 情报科学，2019，37（10）.

基于平台和数据中心的医院多级交班系统设计和开发研究

（余林松 刘银 黄亚休 何启红）

目前，国内大多数医院在交班管理上存在内容不规范、信息不全面、信息综合利用率低、缺乏可追溯的监管途径等。本文基于医院信息平台和数据中心进行医院多级交班系统的设计与开发研究，达到在统一的数据交换和标准化平台上，汇总全院各级各类交班信息，设计相应的交班电子化报告，智能分析展示交班数据，从而实现交班业务流程的电子化和医院交班管理的信息化，使交班人员可专注于业务处理而非数据获取。

1 系统需求分析

该系统旨在以业务运行和管理需求为导向，梳理各级各类交班流程，总结交班管理办法，打造标准化和规范性的交班管理信息化模式。系统分析需求主要包括以下两个内容：

1.1 系统功能要求

该系统功能须包含行政总值班交班、临床护理交班、医技交班和全院大交班等 4 个模块，全面替代传统手写交班记录和纸质查房的传统。

1.2 系统非功能要求

一是性能要求：用户数限制≥500，界面响应时间≤3s，事务处理响应时间及时。二是界面要求：界面结构清晰一致，让用户便于了解和使用。三是安全要求：权限控制，根据不同用户角色设置相应权限，用户的重要操作都做相应的日志记录以备查看，没有权限的用户禁止使用系统；重要数据加密，对一些重要的数据按一定的算法进行加密，如用户口令、重要参数等；数据备份，允许用户进行数据的备份和恢复，以弥补数据的破坏和丢失。

2 系统总体设计思路

2.1 医院信息平台和数据中心

医院信息平台采用总线技术，通过企业服务总线（ESB）或消息中间件实现服务注册、服务发布和服务适配，简化接口对接难度，同时能够建立共同的数据标准、加强业务数据交互，医院数据中心是从信息平台接收医院的各项数据，运用大数据技术实现对临床数据的统一存储和并行计算。医院平台和数据中心的建设，能实现统一患者主索引，统一公共词典、元数据、集成视图等重要功能，逐步建立基于疾病、治疗、卫生经济、医生、患者等各方面的主题数据集，为医务人员提供完整、统一的数据展现。同时形成完整的，以病人为核心、以时间轴为主线的大数据仓库，以服务于当前以及未来的综合数据挖掘利用需求。

2.2 医院多级交班系统架构设计

医院多级交班系统就是通过医院信息平台和数据中心提供的完整医疗数据支持环境，实现交班信息的自动提取、调阅、统计和展现，交班人员可进行对比、总结和分析。同时根据医院管理要求，设计相应的交班报告模板，规范交班管理，医院可对交班进行监督、监管、记录查询。系统架构设计如图1所示。

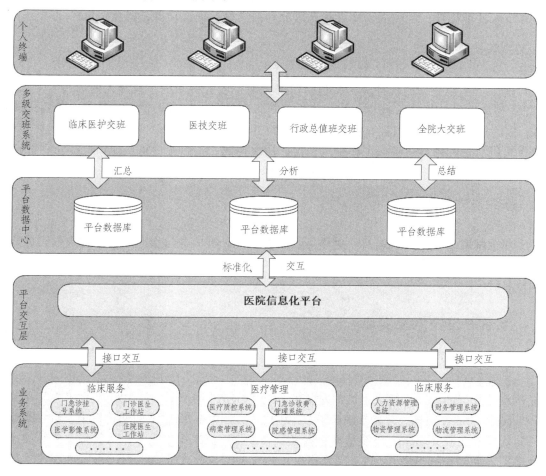

图 1　系统架构设计

3 系统功能模块设计

系统分4个模块：行政总值班交班、临床护理交班、医技交班和全院大交班。具体功能如下：

3.1 行政总值班交班

实现全院医疗、护理、其他数据的汇总统计，能够记录各种业务台账，如热线电话、120出诊情况等，能够打印交班报告。

3.2 临床护理交班

实现临床医护人员对所属病区的重点病人、特殊病人或其他需要交班的病人进行交接班内容的结构化录入。系统提供历史交班记录调阅和电子病历调阅功能用于指导录入，保证交班内容录入的准确性；同时提供病人状态区分和漏交病人提醒功能，避免遗漏。

3.3 医技交班

实现医技工作数据的统计分析，包括以下方面：放射科交班一般涵盖的内容有 CT、核磁、DR 等高值设备当日检查量，危急值发现与报告情况，疑难影像讨论情况，设备运转情况等；检验科交班涵盖的内容有各检验设备检验量，标本送检情况，危急值发现与报告情况；输血科交班涵盖的内容有各血型库存量情况，用血情况，各科室申请用血情况等；功能科交班涵盖的内容有 B 超、彩超等设备检查量，危急值发现与报告情况，设备运转情况等。

3.4 全院大交班

实现全院就诊、住院、运营、财务等数据的统计分析，如门诊人数、住院人数、急诊收治、手术量、科室患者分布、药品、耗材、医保等指标的图例图表展示，并且实现数据的深层次钻取。

4 系统开发技术及实现

4.1 技术实现

该系统分析和设计方法采用面向对象的分析（OOA）和设计（OOD），技术框架是基于 Web Service 的 C/S 架构，开发平台以.NET 为主。基于 Web Service 的架构之上，将主要业务相关的处理放在服务端，客户端基本只做展示和接收数据来源等操作，这就将业务和前端充分分离了，同时 Web Service 的实现成本要比传统的 C/S 模式低，不用进行 socket 通信的处理，效果可靠。

4.2 数据库设计

本系统数据库采用 Oracle 11g，所有数据存储在二维的关系表中。数据库（ORACLE）数据字典主要包括病人信息表、交班记录主表、临床护理交班汇总表、临床护理交班内容表、科室病区交班汇总表、科室病区交班内容表、交班状态表、修改申请审核表、行政总值班交班汇总表、行政总值班交班内容表、行政交班热线电话记录表、医技交班汇总表、医技交班内容表等。

4.3 程序开发

程序开发主要包括公共函数、实体对象类、业务处理类和主工程，公共函数主要包括获取班次列表、获取给定条件的模板实体、获取当前时间所在交班日期、获取当前时间所在交班班次、获取序列值、获取配置文件中的 SQL 配置串对象、执行配置文件中的 SQL 查询等。

4.4 接口

接口主要分为外部接口和内部接口，外部接口主要包括获取唯一号接口、病人信息接口、病人诊断信息接口、体温单接口、获取病历信息接口、数据库操作接口，主要作用是为电子病历数据库表提供唯一的 Key 值、获取病人基本信息和状态信息、获取病人诊断信息、获取体温单信息、获取病历信息、对数据库进行检索插入删除等操作等。内部接口方面，各模块之间采用函数调用、参数传递、返回值的方式进行信息传递。通过 WebService 和数据库直读技术实现外部数据接口。接口传递的信息将是以数据结构封装了的数据，以参数传递或返回值的形式在各模块间传输。

5 系统应用效果

利用开发出的医院多级电子交班系统，可建立标准化和规范性的交班管理信息化模式，规范交班内容，大幅度提高交班工作效率、交班质量，同时将交班记录进行存档，并可随时查阅、调用；信息技术在一定程度上促进了医院的现代化管理，提高了患者的服务能力和诊治水平，提升了医院社会形象和声誉，提升了患者满意度。

6 结语

基于医院信息平台和数据中心的医院多级交班系统应该立足本院信息系统的建设，设计交班系统所具备的功能和要求。系统必须达到容易与平台对接、数据准确、响应及时、界面友好、操作简便、数据安全的要求。该系统运行于医院信息平台和数据中心之上，所采集的数据经过了标准化的清洗，数据比较准确，为医院各级交班及监管提供了电子化支撑，有效改善了医疗工作模式，促进了医院信息化建设进一步健康发展。

参考文献

[1] 王泠，李森，吴晓英.信息化护理交班系统的应用效果分析[J]. 护理学杂志，2015，50（4）.

[2] 郁非佳.医院多级电子交班系统的构建与应用实践[J]. 中国数字医学，2019（1）.

[3] 刘存德，刘军廷.医学影像交班系统的设计、实现与应用[J]. 电脑知识与技术，2018（18）.

浅析医院多级交班系统功能规划设计与探讨

（余林松 刘银 黄亚休 何启红）

医院的交班管理是日常医疗活动的重要组成部分，也是科室建设和文化内涵建设的重要体现。交班质量管理的好坏，将直接或间接地影响医院医疗安全、纠纷预防处置、医院宏观管理决策等诸多方面。根据医院的工作需要和管理需要，主要分为临床医技科室晨交班、总值班交班、全院大交班等，各种形式的交班内容侧重点不同。本文基于医院信息平台建设，在统一的数据交换和标准化平台上，收集和整理了各类交班需求，通过数据清洗，转化，分层分级设计了相应的电子化交班报告，自动进行数据的调阅、提取、统计，形成有效的院/科两级交班记录信息，从而实现交班业务流程的电子化和医院交班管理的信息化，在医院各科室得到了广泛应用。

1 医院交班系统建设现状分析

目前大部分二级及以上医院信息化基础设施都已比较完善，也建立了临床信息系统、医院管理系统、检验系统、影像放射等基础业务系统，但交班系统基本未建立，采用手写记录本进行交班，存在字迹潦草、辨认不清、错项漏项、错字掉字、格式不符或涂改等问题[1]，或直接在业务系统中构建部分交班模块，满足局部的交班工作需求，但由于内容繁杂、数据信息零散、人员表述能力参差不齐、信息综合利用率低、可复制性不强、功能单一、缺乏可追溯的监管途径等原因[2]，依然存在较多的应用局限。

2 多级交班系统规划设计

医院多级交班信息系统以业务运行和管理需求为导向，梳理各级各类交班流程，总结交班管理办法，打通交班系统各功能模块与临床信息系统的数据交换壁垒，以满足行政总值班交班、临床护理交班、医技交班、全院大交班等工作诉求，实现数据的互联互通。

2.1 行政总值班交班规划

行政总值班的主要职责是在非正常工作时间内代表院长行使全院行政指挥权，以保证医疗秩序的正常运行。行政总值班执行院领导带班制，值班人员由各职能科室轮流担任。交班内容主要分为3个方面：一是体现当日的值班人员信息，如带班领导、总值班人员、护理总值班人员等。二是汇总全院就诊信息，如住院可以分科室显示当日入院、出院、转入、转出、现有病人量；门诊可以显示当日门诊人次数，可细分为普通、急诊、优惠等信息；其他信息，如手术患者量、体检量、急诊出诊与收治情况、CT 与核磁等高值设备检查量等。三是职责范围的记录信息，如重要医疗救治工作的组织与协调情况、查岗情况等。

2.2 临床护理交班规划

临床护理交班是全天病区管理对所有患者情况的总结和提醒，是准确无误延续医疗工作的重要保障。临床交班信息主要来源于医疗文书，按照规则设计进行格式化统计，涉及三班倒，病患多，因此显示的信息较多。具体可以分为几个方面的内容：一是体现值班期间内患者入院、出院、转入、转出、手术、病危、死亡、特级护理的动态信息[3]；二是分别体现各个患者的重点关注信息，如患者基本信息、护理级别、诊断、流动情况、体温、呼吸、脉搏、血压、病情摘要、处理情况等[4]。

2.3 医技交班规划

医技交班适用于医院放射科、检验科、输血科、功能科等医技科室。各个医技科室工作的差异性，共通性不多，因此需要根据科室的实际交班内容针对性设计。比如放射科交班一般涵盖的内容有 CT、核磁、DR 等高值设备当日检查量，危急值发现与报告情况，疑难影像讨论情况，设备运转情况等[5]；检验科交班涵盖的内容有各检验设备检验量，标本送检情况，危急值发现与报告情况；输血科交班涵盖的内容有各血型库存量情况，用血情况，各科室申请用血情况等；功能科交班涵盖的内容有 B 超、彩超等设备检查量，危急值发现与报告情况，设备运转情况等。

2.4 全院大交班规划

全院大交班主要对门急诊、住院、运营、财务、医保等数据进行统计分析，以分布图、趋势图等图表形式进行同比、环比，按照需要可适时增加重点监控指标或考核类指标，从而为管理提供决策支持，以达到调结构、增效益的目的。展现的指标如门诊总人次、住院收治人次、门诊收入、住院收入、医技收入、药品收入、医保收治人次、医保指标使用情况等。

3 技术实现

本系统基于医院信息平台和数据中心进行设计，开发平台以.NET 为主，数据库采用 Oracle 11g，客户端为 C/S 架构。数据来源于各异构系统，可根据医院关注角度建立维度，对维度设置数据类型，选择字典名称，经过平台的清洗、转换后，形成支撑业务模型的数据集[6]，作为标准化的数据存储于医院数据中心，形成主题数据仓库。体系结构如图 1 所示。

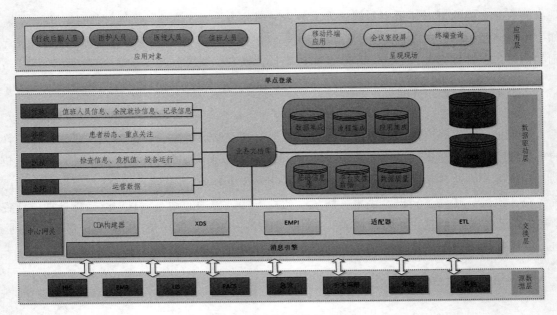

图 1　医院多级交班体系结构

　　整个体系结构是分层式的，彼此之间接口清晰，分工明确，各层独立实现各自功能，符合 SOA 结构的低耦合特性[1]。医院信息集成平台由 EMPI、xds、hl7 消息引擎、cda 构建器、适配器、前置网关、中心网关、管控中心等组件构成，采用 SOA 的架构[8]，具有数据集成、流程集成、应用功能集成等职能，实现与第三方多级交班应用系统的互联互通、信息共享；同时医院临床数据中心（CDR）采用大数据技术，从集成平台接收医院的各项数据，运用大数据技术实现对临床数据的统一存储，然后运用大数据技术实现对数据的并行计算。由此利用医院信息平台和数据中心提供的完整医疗数据支持环境，结合院行政总值班交班、临床护理交班、医技交班以及全院大交班管理和信息综合应用等方面的需求，打造标准化和规范性的交班管理信息化模式。

4　应用效果

　　医院多级交班系统的应用能够大量减少手工作业环节，去纸质化，减少支出，规范交班内容，降低书写差错；交班记录可存档，随时查阅、调用；大幅度提高了交班工作效率、交班质量[7]，让医护人员宝贵的时间回归到患者病情诊治，不断提高为患者服务的能力。

5　结语

　　医院多级交班系统运行于医院信息平台之上，所采集的数据经过了标准化的清洗，数据比较准确，为病区交班及监管提供了电子化支撑，弥补了临床专科工作信息化的空白[8]。该系统在医院中的应用已初具成效，但是需要完善和发展的地方还有很多。比如交班系统与 OA 系统结合，大家登录 OA 办公系统可直接调用交班数据，对医院每日的运营情况就有了直观的了解，应用上会更加方便和高效[9]。交班系统可与短信平台结合，每日定时生成一份重要的运营数据短信，发送到管理者手机中。交班系统的应用能够有效改善医疗工作模式，促进医院信息化建设的进一步健康发展。

参考文献

[1] 王媛，彭小英，丁小菊.基于面向服务体系结构智能化交班系统的开发与应用[J].护理学报，2019，26（2）.

[2] 陈利民,宋莉莉,郭雪清.我院病区电子交班系统的设计与实现[J].中华医院管理杂志，2013，29（12）.

[3] 王泠，李森，吴晓英.信息化护理交班系统的应用效果分析[J].护理学杂志，2015，50（4）.

[4] 徐立萍，杨焱，刘晓日.护理交班系统需求分析与设计[J].医学信息，2002，15（8）.

[5] 刘军廷，刘存德，杨吉雄.医学影像交班系统应用效果分析[J].医学信息学杂志，2016，37（7）.

[6] 王德胜，李弘，田佳烨.数据抽取及交换工具的设计与实现[J].软件，2015，36（8）.

[7] 周晓清.基于 ESB 的 SOA 多层架构研究与应用[J].软件，2012，21（9）.

[8] 刘存德，刘军廷.医学影像交班系统的设计、实现与应用[J].电脑知识与技术，2018，14（18）.

[9] 郁非佳.医院多级电子交班系统的构建与应用实践[J].中国数字医学，2019，14（1）.

基于信息平台的医院多级交班系统应用效果分析评价

（余林松 刘银 黄亚休 何启红）

随着信息技术的不断发展，在过去的 10 年内，国内医疗信息化取得了长足的发展，期间也主要经历了两大阶段。第一个阶段是医院为解决管理、服务、医疗等方面的问题和难题，通过数字化、网络化、信息化等手段，使手工作业去纸质化，人工管理系统化，医院基础业务系统不断建立，初具规模；第二个阶段是为解决繁杂业务系统的交互问题，实现高内聚低耦合[1]，以及数据字典的标准化管理，大部分医院开始实施信息集成平台，清洗数据后，形成数据中心，进行数据的价值挖掘研究，不断提高医疗服务潜能。当然，基于平台规范，"互联网+医疗"、专科信息系统、智慧医疗等也在不断延伸诊疗边界。医院交班管理作为日常医疗活动的重要组成部分，是科室建设和内涵建设的重要体现。笔者所在医院正是在第二个阶段的基础上，探索建立医院多级交班系统，以解决临床交班不规范、不全面、效率低下、字迹潦草、信息利用率低、溯源难等问题[2]。

1 系统设计与实现

1.1 医院信息平台

医院信息集成平台由 EMPI、xds、hl7 消息引擎、cda 构建器、适配器、前置网关、中心网关、管控中心等组件构成，采用 SOA 的企业服务总线（ESB）架构[2]。平台对外提供统一的服务管理、服务授权、过程监控等功能，简化接口对接难度，实现院内、院外各个不同业务系统的互联互通，解决医院信息系统的异构集成、数据共享和数据交换传输标准等关键性技术问题。信息平台的建立，为数据中心的建设打下了基础，通过平台 ETL 工具的清洗、转换后，形成支撑业务模型的数据集[3]，统一了公共字典、元数据、集成视图等功能，形成完整的，以病人为核心、以时间轴为主线的大数据仓库，以服务于当前以及未来的综合数据挖掘利用需求。

1.2 运行环境支撑

本交班系统基于 X86 服务器运行，与医院核心业务系统共用存储空间和内存，开发平台为.NET，操作系统采用开源 Linux 系统，数据库采用 Oracle 11g，客户端为 C/S 架构。数据主要来源于医生工作站、护士工作站，以及电子病历系统，通过 Web Service 与信息平台完成数据对接，接口传递的信息是以数据结构封装好的数据，以参数传递或返回值的形式在各模块间传输。系统架构设计如图 1 所示[4]。

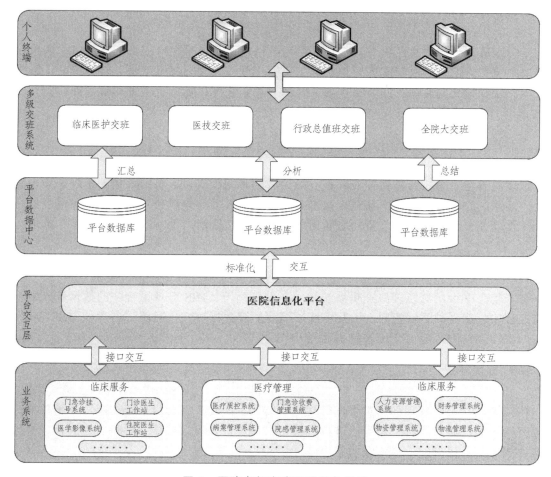

图 1　医院多级交班系统架构设计

1.3 系统模块设计

医院多级交班系统以业务运行和管理需求为导向，以信息平台和数据中心提供的完整医疗数据作为支持环境，实现交班信息的自动提取、调阅、统计和展现，交班人员可进行对比、总结和分析。系统主要分为 4 个模块，分别为行政总值班交班、临床医护交班、医技交班、全院大交班。各个交班版块侧重点不同，其中以临床医护交班最为复杂，其覆盖科室广、需求量大、数据源多、记录延续性长，同一患者还需细分为白班、上夜班、下夜班进行填报和显示。系统上线半年来，各个版块在科室信息员高标准、严要求的指导下，目前已平稳运行，达到了目标预期。

2 上线使用效果

2.1 去纸质化

传统交班记录主要有两种方式：一是打印表格，手工填写交班记录；二是填写表格后再打印出纸质交班记录。医院多级交班系统上线后，可随时调阅交班记录、随时填写，解决了记录本保管和移交的麻烦，同时还实现了开源节流和环保，降低了纸张和打印耗材的支出成本。

2.2 提高工作效率

纸质交班记录书写，需要耗费医务人员大量的时间和精力，不同人员的字迹辨识也存在难度。而系统交班，患者基本信息直接带入，配套个人书写模板和交代事项，大幅度提高了临床工作效率，让医护人员宝贵的时间回归到患者病情诊治，不断提高为患者服务的能力。

2.3 减少潜在风险、医疗差错

基于信息平台的医院多级交班系统建立在电子病历、HIS 等系统统一的数据基础之上，交班过程中，患者的病情资料、治疗方案、医疗质控数据可直接对照、参考或引用，减少了潜在的医疗差错和风险，交班质量明显提升[4]。

2.4 提高执行力

传统纸质交班，管理部门难以进行规范化监管。医院多级交班系统的应用，不仅格式上可以严格控制，而且内容上也可以进行调整，科室负责人可以根据专科特点建立相应模版，规范样式填写，提高院、科两级监管力度。

3 存在的问题

目前医院多级交班系统应用已初显成效，但在实际应用过程中还存在一些需要完善和改进的地方。

（1）全院大交班主要对门诊、急诊、住院、运营、财务、医保等数据进行统计分析，以分布图、趋势图等图表形式进行同比、环比，从而为管理提供决策支持，而医院正在基于大数据平台实施 BI 数据挖掘系统和院长驾驶舱，在功能上存在一定重复，因此该模块未能上线。

（2）临床医务交班查询的维度不够全面，不能反映重点问题，易用性方面还需持续优化。

（3）针对院级管理部门对科级交班报告的质量监管、查询还不够方便，不能针对重点疾病、重点关注对象设置层层钻取，未能充分利用医护人员的交班数据形成院级层面的分析报告。

（4）针对临床、医技科室主任关注的一些重点交班指标、提醒或警示信息，目前还不能形成精简的交班报告，通过短信、微信公众号等方式进行消息推送。

（5）交班内容存在很多重复情况，交班系统为方便医护人员书写交班内容，提高工作效率，开放了模板，电子化交班内容可复制粘贴，这样就容易出现千篇一律的描述内容等情况。

（6）交班模块不具备信息提醒功能，集成平台对交班信息未进行提醒，需要单独查询，医护人员不能及时了解病人的病情变化和护理情况。

（7）医院还未实施基于无线网络的移动医疗，因此交班信息不能通过推车或手持平板电脑的方式进行移动查看，需要医生或护士在办公区记录和翻阅。

4 结语

总体来说，基于信息平台的医院多级交班系统，数据准确性高、安全性可靠，系统运行流畅，实现了交班记录的电子化，提高了医护人员的工作效率和工作质量，但在交班查询、交班提醒、交班报告和交班监督方面还需进一步提高；针对存在的问题，还需站在发展的角度、智慧的角度，理清思路，制定解决方案，逐步完善。

参考文献

[1] 王媛，彭小英，丁小菊.基于面向服务体系结构智能化交班系统的开发与应用[J].护理学报，2019，26（2）.

[2] 周晓清.基于ESB的SOA多层架构研究与应用[J].软件，2012，21（9）.

[3] 王德胜，李弘，田佳烨.数据抽取及交换工具的设计与实现[J].软件，2015，36（8）.

[4] 刘银，何启红，余林松.基于平台和数据中心的医院多级交班系统设计和开发研究[J].医学信息，2020，33（6）.

医院信息化建设应对传染病疫情的对策与建议

（任毅）

传染性疾病的暴发和扩散严重危害人民群众的身心健康，从 2003 年的 SARS 病毒到 2013 年的禽流感事件，以及近期肆虐的新型冠状病毒肺炎，我国一直都面临着传染病暴发等突发公共卫生事件的威胁，同时也暴露出现有的医院信息系统在应对和处理传染病疫情时的不足。因此，医院需要建立反应迅速、判断准确的信息系统，及时应对、妥善处理传染病暴发等突发公共卫生事件，以减少疫情造成的重大损失。

1 我国医院信息化与传染病直报系统建设

近年来，新发传染病以及原有传染病的死灰复燃，凸显出疾病预防控制工作的意义与作用，尤其是新发传染病等突发公共卫生事件早期，医院及时发现和处置传染病的能力。因此，建设医院高效快速的信息系统与网络直报系统在传染病控制和应对突发公共卫生事件中愈显重要。2003 年"非典"过后，我国在全国范围内启动了传染病与突发公共卫生事件监测信息系统（简称"网络直报系统"），对各类传染性疾病展开监测，使我国传染病疫情监控发生了根本性改变。这套直报系统通过"横向到边、纵向到底"的疫情直报模式，覆盖了全国各省区市的行政区域。各级医院和卫生机构通过这套系统上报传染性病例，让国家疾控中心在第一时间获知情况，及时全面了解全国传染病疫情概貌。在疾病防控领域，该系统已成为全球规模最大的传染病疫情和突发公共卫生事件网络直报系统。

2 医院信息系统在突发性传染病暴发时应对不足的原因

随着"互联网+"在医疗领域的迅速发展，我国在医院信息化建设的道路上取得了较大进展，各级医疗机构的信息系统初步成型，其配合网络直报系统在监测传染病疫情方面取得了较好效果，使传染病疫情报告的完整性、及时性和准确性得到极大提升，国家对疫情信息的分析、利用与应对措施得到较大改善。由于采用信息系统平台监测和上报数据，医院信息系统与网络直报系统解决了传统逐级上报中对传染病疫情报告与突发公共卫生事件无关联的问题以及传染病疫情报告与各专病报告管理无关联、数据不一致的问题。同时，由于监测数据的统一管理，网络直报系统可快速实现疫情的快速预警。医院信息系统+网络直报系统的新模式，实现了传染病信息报告的实时直报，有效提高了疫情报告的及时性、敏感性和准确性，使国家可以及时采取措施避免疫情的大规模扩散。但从实际应用效果来看，医院信息系统在应对疫情时仍然存在一些不容忽视的问题，如疫情报告流程复杂、漏报迟报信息、疫情报告时限长、信息不够准确等。

2.1 医院"信息孤岛"现象阻碍信息沟通

所谓"信息孤岛",是指由于信息系统的硬件、软件和数据库之间的互通性受阻,不能有效地实现信息共享与交换,在实际工作中还要借助手工操作才能完成信息沟通的现象[1]。医院信息孤岛现象使医院与医院、医院内部各个系统之间的患者信息不能实时共享,延误了确诊时间。目前少数有条件的医院使用了一套整合系统和架构,但实际应用中各个系统间的互联互通和信息共享情况仍不理想。疫情发生后,随着医院门诊量的迅速增加,传统的疾病报告与管理方式却由于医院之间信息不畅、无法通过信息化途径实时获取患者近期就诊等数据,而出现漏报、迟报、重报、错报等现象。医院系统信息也没有发挥出其在疾病管理工作中数据查询、报表校对、统计分析等方面的优势。在传染病暴发初期,病患可能因所处地区不同而前往不同医院就诊,这些就诊信息因医院的"信息孤岛"而无法实现实时共享,造成疫情报告的延误和重复等情况。信息孤岛现象的存在,势必造成病患信息在疫情暴发初期的缺失和延迟,也就无法发挥出医院信息系统在疫情监测时对传染病疫情的汇总和实时上报的优势。

2.2 传染病病例处理流程的缺陷

传染病疫情如果不及时确认,就存在大规模传染的风险。医院作为传染病诊断的首要场所,在第一时间确诊、报告、处置传染病患者,对早期传染病疫情的防治工作具有重要意义。但目前多数医院的传染病病例处理流程为:首先由接诊医生进行病情诊断,再根据患者情况安排门诊或住院治疗,同时填写纸质传染病报告卡,医院预防保健科工作人员根据医生的报告卡进行收集、整理和录入(见图 1)。传染病报告卡可能因为医生登记工作不细致或患者信息填写简单、诊断名称漏写、错填等原因出现错报和漏报,有些信息如新发传染病特征还可能因为报告卡模块存在缺项而无法填写[2]。此外,预防保健科工作人员在进行传染病上报时,还要将传染病报告卡中的信息全部重新录入,既增加了工作量,又使整个传染病的填报流程烦琐而复杂,大大拖延了传染病早期疫情报告的时间。传统流程的缺陷使医院传染病监测上报管理体系不能有效发挥作用,不能及时准确地收集、整理、分析及报告反馈有关医院收治传染病疫情情况,严重影响了医院传染病数据的准确性与时效性。

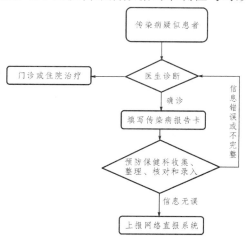

图 1　医院传染病收治与管理旧流程

2.3 医院信息系统功能缺失

国内很多医院在建立信息系统时没有考虑后期的集成和扩展，往往采取各自为政的开发方式，这就导致各个科室的信息系统相互独立，不能实现病患数据的实时共享。例如医生工作站、检验系统、医学影像系统等，这些系统由于当初采用的平台、软件以及标准不同而导致彼此的数据链接和信息交互出现障碍，进而降低了病患管理信息化的效率[3]。以传染病病患管理为例，在实际操作中要确诊传染病病例，需要各个科室的检查报告统一汇总，医生根据检查报告进行综合判断，准确判断该传染病的种类和特性，因此汇总时间就成为早期鉴别传染病病例和防控疫情的关键。如果各个科室的检查报告和数据不能实时共享，医生只能等各个系统报告全部出来后再进行汇总和对比分析，这样不仅耗费时间，而且容易导致疫情报告的延误。同时，许多医院原有信息系统因为在设计上没有扩展性，数据库中仅包括已知的病例和传染病类型，没有针对新型病例增加的判断模块和报告机制，一旦出现新型病例和传染病特征，医生将无法借助这些系统进行判断和治疗，疫情暴发后易出现大规模感染。

2.4 医务人员信息化水平参差不齐

国内医院信息系统在"非典"过后得到快速发展，网络直报系统基本覆盖全国各级医疗机构，已能够针对各类疾病特别是传染病展开有效地监测和防控。近年来，国务院又相继发布《关于促进"互联网+医疗健康"发展的意见》等支持政策，使信息技术的成果在医疗领域得到充分的发挥，信息系统硬件水平已达到世界较高水平。但与此相反的是各级医院特别是基层医院医务人员的信息化水平仍然偏低，甚至一些医院信息管理人员的配备严重不足。同时，很多医院管理人员的年龄和学历结构不合理，不少是由医护人员转岗而来，这部分人由于历史原因，没有接受过系统的计算机和信息技术知识学习，在利用信息系统处理数据方面存在困难。调查发现，在部分已使用 HIS 系统的医院仍然存在手工和机器并行使用的情况[4]。这种状况不仅增加了工作量，导致数据资源重复收集，而且经常会出现漏报、迟报或错录情况，在处理患者病例特别是出现新型传染病病例时效率低下。

3 对策与建议

按照《中华人民共和国传染病防治法》的要求，各级医疗机构要切实履行好传染病防治管理工作职责。医院作为传染病防控的重要阵地，面对当前传染病疫情危险性日益增加的形势，应积极改革和完善医院信息系统（HIS），做好应对传染病疫情的准备和措施。医院要积极推行基于信息系统的传染病诊断报告制度，改革现有的传染病收治管理流程，实现传染病疫情监测、控制与医院信息化管理的统一，进一步提高传染病报告与管理的质量和效率，以防范传染病疫情的大规模暴发和扩散。

3.1 消除医院"信息孤岛"现象

"信息孤岛"现象导致患者信息不能共联共享，增加了医生对患者病例特别是传染病病例的确诊时间。因此，建立一套整合门诊、检验、影像、预防等各科室的医院信息系统迫在眉睫，医院只有将这些子系统整合并连接在一起，才能建立起反应迅速的病患管理机制[5]。例如，医院在原有信息系统的基础上增加医生工作站的功能，与各科室的子系统进行高效的信息连接。患者就诊后，按照医生处方到各科室进行检查。检查结果快速通过各子系统及时反馈至门诊或住院医生工作站，使首诊医生能够及时诊断并同时上传至医院预防保健科。诊断结果反馈到预防保健科后传染病管理人员能迅速掌握病患详细情况，并通过查询传染病数据库，将同一患者在其他地方的就诊信息进行分析和对比，经过仔细审核后及时上报（见图2）。这样不但能从根本上提高内部信息传输的速度和质量，缩短医生确诊时间，还能避免信息反馈不及时和不全面而造成的传染病迟报、漏报和重报现象[6]。

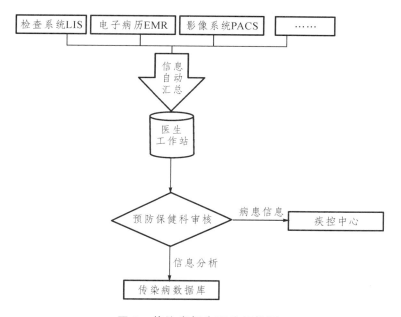

图 2　传染病报告系统架构图

3.2 优化医院传染病病例处置流程

医院传染病病例处置流程的缺陷严重影响了医院传染病数据管理的准确性与时效性，改进信息系统优化传染病病例处置流程将有效提高医院传染病诊断与管理效率[7]。优化后的流程如下：首诊医生接诊后，根据患者的病情通过系统开具各种电子检查单，使用医生工作站与检验、B超、影像等系统实时连接，及时汇总各项检查结果，并根据结果进行判断。如果患者确诊为传染病病例，医生可以立即上报[8]。同时，医院信息系统中的传染病监测系统随时监测患者的各项检查情况数据，若发现疑似病例，自动与医生工作站对接，提醒医生将疑似病例再次确诊。传染病上报录入系统主动获取患者的基本信息与检查信息，自动生成电子版传染病报告卡，方便医生填写。医生将填写的传染病上报卡通过网络传送至医院预防保健科，预防保健科管理人员审核后即可通过传染病直报系统上报，若发现传染病上报信息有误，可在线退回给医生进行修改（见图3）。通过优化流程，预防保健科不仅可以随时监测全院患者传染病诊断和检验数据，自动生成门急诊和住院病人的患者日志，还可以根据情况发展进行全院传染病信息的实时汇总与分析。

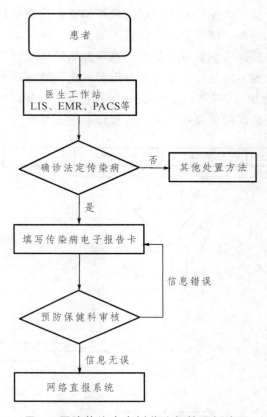

图 3　医院传染病病例收治与管理新流程

3.3　完善医院信息系统的功能

医院信息系统的先天不足严重影响医生诊断和传染病疫情上报的效率，因此，医院要完善信息系统的功能，通过建立和扩展系统内传染病功能模块，实现传染病病例信息的准确判断、传输和报告[9]。传染病功能模块由传染病基础信息维护、患者信息登记录入、传染病报告提示与拦截、传染病报告卡自动填报、患者日志自动生成、传染病报告卡运转管理、传染病信息综合查询、传染病信息监测等应用程序组成，可实现传染病患者基本信息的完整采集、传染病诊断信息的自动归类、传染病报告卡自动生成与网络直报系统的实时对接等功能。同时，医院要积极扩展信息系统的功能模块，进一步增加或完善新发传染病信息的"专家判断系统"。该专家系统是一个智能计算机程序系统，其内部储存有大量医学领域专家水平的知识与经验，利用人工智能技术和大数据，根据这些专家提供的知识和经验，进行推理和判断，模拟人类专家处理该领域的复杂问题。接诊医生在面临较复杂的新发传染病病例时就能够借助专家系统快速准确地判断，完成新型传染病病例的确诊和上报，从而提高传染病报告与管理的质量和效率（见图 4）。

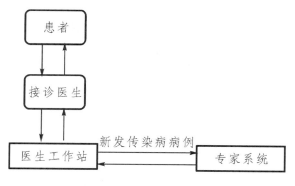

图4　新发传染病专家判断系统

3.4 提高医院医务人员信息化水平

医务人员信息化水平较低和信息管理人员的不足会导致信息化管理无法适应 HIS 系统的广泛运用。因此，加强医务人员的信息化培训、开展继续教育，提高其计算机水平和信息素养就成为当务之急[10]。一方面，各级卫生管理部门可建立和颁布使用信息系统的专项资金与相关政策，鼓励医院培养和引进专业的信息管理人员，特别是基层医院的信息专职人员。另一方面，各级医院应对内部科室开展信息系统的专项培训并实行考核，并将考核结果纳入年终目标考核范围，以提高广大医务人员对信息系统的重视程度，并在工作中主动使用信息系统进行病患管理。同时，各级医院应积极引进医院信息化管理专业人才，特别是具有医学专业背景的信息化人才，不断充实和加强医院信息化建设的"软实力"。医院只有通过"内引外联"的双向方式提高医务人员信息化水平、加强其信息化素养，才能真正提高医院信息化管理的效率，从而提升自身对传染病疫情的应对能力[11]。

4 小结

医院信息系统与网络直报系统的建设使我国医院信息化管理和传染病监测水平得到较大提升。但医院现有信息系统的不完善导致医院传染病监控功能的缺失，在应对重大传染病疫情等突发公共卫生事件时显得有些迟钝。因而，医院要根据传染病报告与管理的相关要求，结合现有信息系统运作流程的特点进行变革，积极推进信息系统"功能模块"的建设和扩展，使各子系统贯穿于整个信息系统的应用模块中，实现传染病疫情的实时共享与监控处理。同时，医院要建立和规范医务人员对患者的传染病信息处理制度，提高传染病病例报告质量，为信息管理部门实时了解传染病情况提供准确的信息。医院只有充分改革、完善现有信息系统的功能和作用，才能不断提高传染病病例诊断与管理的效率和质量，进而提升应对传染病疫情等突发公共卫生事件的反应速度。

参考文献

[1] 李未柠，王晶. 互联网+医疗——重构医疗生态[M]. 北京：中信出版社，2016.

[2] 胡松林，胡雅玲. 基于 HIS 的传染病上报管理系统功能设计与应用[J]. 中国数字医

学，2018，13（5）.

[3] 杨吉星，黄忆，汤显，等. 构建医院基于 HIS 的传染病报告监测系统的尝试[J]. 疾病监测与控制杂志，2016，10（5）.

[4] 王晓宇，张志平. 基于 HIS 系统的传染病报告管理的实践与体会[J]. 中国卫生产业，2016，13（1）.

[5] 王静，张越巍，王韬，等. 信息化建设在医院传染病管理中的作用[J]. 中华医院感染学杂志，2015，25（21）.

[6] 冷姝芳，王键，杨晓青. 基于医院信息系统的传染病监测报告系统的应用效果评价[J]. 上海交通大学学报（医学版），2015，35（12）.

[7] 郭芸. 医院信息系统在传染病疫情管理中的作用[J]. 中国卫生产业，2017（30）.

[8] 王健红，姜小兵，王健海，等. 医生工作站对接疫情监控上报系统探讨[J]. 中华医院管理杂志，2015，31（2）.

[9] 李志芳. 信息化建设在医院传染病疫情报告中的创建与应用[J]. 河南预防医学杂志，2017，28（7）.

[10] 任毅，王敏. 医院信息管理存在问题及优化策略[J]. 医学信息学杂志，2017，38（10）.

[11] 任毅，杨秋. 基于 HIS 系统的医院信息管理的效能研究[J]. 许昌学院学报，2016，35（2）.

医院多级交班系统规划设计与应用研究项目研究报告

（何启红）

1 课题国内研究现状及主要研究思路

1.1 国内研究现状

随着信息技术的不断发展，在过去的 10 年内，国内医疗信息化取得了长足的发展，期间也主要经历了两大阶段的变化。第一个阶段是医院为解决管理、服务、医疗等方面的问题和难题，通过数字化、网络化、信息化等手段，使手工作业去纸质化、人工管理系统化，不断建立医院基础业务系统，初具规模；第二个阶段是为解决繁杂业务系统的交互问题，实现高内聚低耦合，以及数据字典的标准化管理，大部分医院开始实施信息集成平台，清洗数据后，形成数据中心，做数据的价值挖掘研究，不断提高医疗服务潜能。当然，基于平台规范，"互联网+医疗"、专科信息系统、智慧服务、智慧管理等也在不断延伸诊疗边界。

目前大部分二级及以上医院信息化基础设施都已比较完善，也建立了临床信息系统、医院管理系统、检验系统、影像放射等基础业务系统，但交班系统基本未建立，采用手写记录本进行交班，存在字迹潦草、辨认不清、错项漏项、错字掉字、格式不符或涂改等问题，或直接在业务系统中构建部分交班模块，满足局部的交班工作需求，但由于内容繁杂、数据信息零散、人员表述能力参差不齐、信息综合利用率低、可复制性不强、功能单一、缺乏可追溯的监管途径等原因，依然存在较多的应用局限。

医院交班管理作为日常医疗活动的重要组成部分，是科室建设和内涵建设的重要体现。交班质量管理的好坏，将直接或间接影响医院医疗安全、纠纷预防处置、医院宏观管理决策等诸多方面。本项目正是在第二个阶段的基础上，探索建立医院多级交班系统，以解决临床交班不规范、不全面、效率低下、字迹潦草、信息利用率低、溯源难等问题。

1.2 主要研究思路

本项目的研究实行领导小组负责制，项目负责人任组长，其他成员按照分工对本项目负责，工作场所挂靠医院信息中心，组长对项目研究进展提供全面的跟踪指导。项目实施小组结构如图 1 所示。

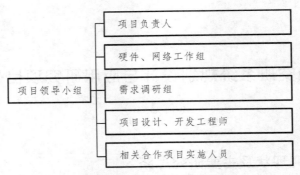

图 1　项目实施小组结构

项目组成员：项目组主要包括下列人员：项目开发技术工程师、网络工程师、业务需求负责人、业务人员代表（主要是与本系统建设业务密切相关的科室，以及协作单位人员）。

项目组成员主要完成数据准备、需求调研、网络硬件运行环境搭建、系统设计、软件开发、系统测试、培训组织、实施以及维护等工作。

为保证项目能够如期保质保量地完成，研究过程中主要采取如下措施：

（1）政策上进行一定倾斜扶持，人员结构合理安排，若遇到技术难题，请外援或者公司工程师进行技术把关、支持。

（2）调研组是本项目开工的基础，需完成医院内科、外科、妇科等重点专科的需求调研，对历史文献进行检索分析和参考，为项目的需求设计、开发提供足够的思路和方法，求同存异找创新、找亮点。同时，为保障项目后期具有可推广性，需对同行兄弟单位、协作单位进行需求调研，了解并掌握基层医疗机构对本系统的使用需求，各层级医院均需兼顾。

（3）开发过程中，采用生命周期法与快速原型法相结合的开发方式，边设计、边开发，系统中个别模块开发完毕即投入局部试运行，试运行的过程中进行现场测试，收集梳理问题或需求后，再完善，杜绝出现重大问题及偏差。最终达到在统一的数据交换和标准化平台上，汇总全院各级各类交班信息，设计相应的交班电子化报告，智能分析展示交班数据，从而实现交班业务流程的电子化和医院交班管理的信息化，使交班人员可专注于业务处理而非数据获取。

1.3　主要研究方法

1.3.1　市场调研法

对行业三级医院进行摸底调研，深入掌握多级交班系统功能需求及技术方案。

1.3.2　问卷调查

结合医院自身特色和需求，对涉及科室发放问卷，收集各科室的共性和个性需求，整理汇总，形成适合本医院多级交班的需求分析报告。

1.3.3　网络查询法

通过各种搜索引擎和知识库，学习了解并分析全院多级交班系统方面相关的国内外资料，充分了解多级交班系统应用设计的最新进展，为课题的深入研究奠定理论基础。

1.3.4 案例分析法

对其他医院多级交班系统的设计方案、建设、实际应用、运维情况等进行分析研究，取长补短，完善方案。

1.3.5 实地考察法

通过实地走访1~2家已实施交班系统的二、三级中医院，带着问题参观学习，深入交流，借鉴其设计、建设、应用集成等方面的成功之处。

2 研究预期目标

2.1 研究目的

目前，国内大多数医院在交班管理上存在内容不规范、信息不全面、信息综合利用率低、缺乏可追溯的监管途径等问题，本课题通过对医院交班信息化系统的设计研究，充分利用信息技术，基于医院信息集成平台和数据中心，在统一的数据交换和标准化平台上，汇总全院各类交班需求，设计相应的交班电子化报告，智能汇总分析展示交班数据，形成有效的临床科研统计数据以及院/科两级医疗决策信息，从而实现交班业务流程的电子化和医院交班管理的信息化，使交班人员可专注于业务处理而非数据获取。与此同时，根据管理需要提供丰富的警示和提示信息，交班人员能尽早发现问题，确保重点内容的交接，提高交班的工作效率和交班质量。

2.2 研究内容

本课题以业务运行和管理需求为导向，梳理各级各类交班流程，总结交班管理办法，打造标准化和规范性的交班管理信息化模式。

医院多级交班信息系统是以全院各种交班为业务对象，实现所有交班的信息化管理。交班系统遵照医院各类交班业务，基于医院信息集成平台和数据中心数据，自动进行信息的调阅、提取、统计，交班人员可进行对比、总结和分析；根据医院管理要求，设计相应的交班报告模板，规范交班管理；医院可对交班进行监督、监管、记录查询。

本次研究的交班系统主要包括以下内容：

（1）全院大交班，实现全院医疗、财务、管理等数据的统计分析。

（2）临床交班，侧重于医疗业务。

（3）护理交班，侧重于护理业务。

（4）行政交班，为医院行政管理提供技术支撑。

（5）医技交班，对病人基本信息、病情图片、手术图片及医技检查检验等资料进行管理。

3 主要技术路线图

本课题的技术路线如图 2 所示。

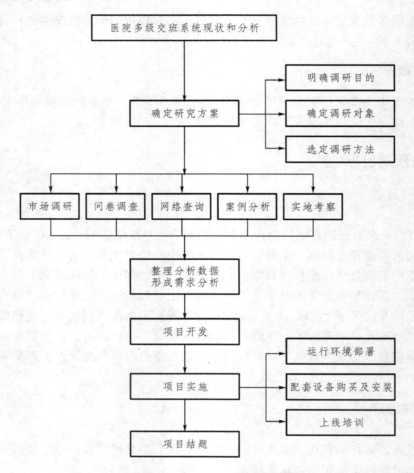

图 2　泸州市中医医院多级交班系统研究技术路线

3.1 阶段性工作内容

（1）确定研究方案：初步确定系统研究方向、主要内容、软硬件构成等。

（2）系统需求分析：对医院涉及科室进行交班内容调研，充分消化需求，结合其他医院的案例和实地考察结果制定出切实可行的需求报告。

（3）系统框架设计：选定软件开发技术框架；确认多级交班系统和其他业务系统的关联关系，编写接口文档。

（4）项目开发：整个课题项目的核心工作，进行全院多级交班系统的开发。

（5）配套设备购买和安装：购买大屏电视、辅助性材料等必需设备，并进行分配，以便试点。

（6）项目实施：服务器端环境部署，操作系统安装、数据库调试、网络环境搭建等。

（7）运行环境部署：升级各科室电脑浏览器内核，安装相应插件，部署交班系统 B/S 架构运行环境。

（8）上线培训：分批次对临床科室、医技科室、后勤科室进行操作培训。

（9）持续改进：根据各科室的使用反馈改进交班流程和系统功能。

（10）总结及论文编写：总结经验得失，撰写 2 篇论文。

（11）项目结题：完成结题。

3.2 主要技术实现

本系统基于医院信息平台和数据中心进行设计，开发平台以.NET 为主，操作系统采用开源 Linux 系统，数据库采用 Oracle 11g，客户端为 C/S 架构。数据来源于各异构系统，可根据医院关注角度建立维度，对维度设置数据类型，选择字典名称，经过平台的清洗、转换后，形成支撑业务模型的数据集，作为标准化的数据存储于医院数据中心，形成主题数据仓库。体系结构如图 3 所示。

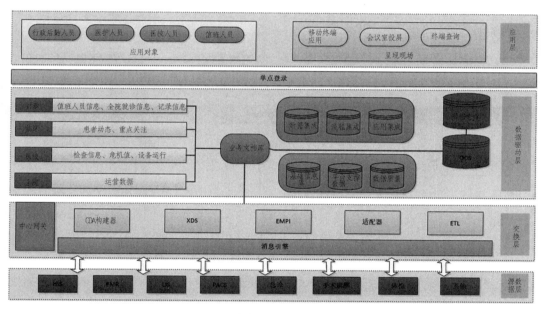

图 3　医院多级交班体系结构图

整个体系结构是分层式的，彼此之间接口清晰，分工明确，各层独立实现各自功能，符合 SOA 结构的低耦合特性。医院信息集成平台由 EMPI、xds、hl7 消息引擎、cda 构建器、适配器、前置网关、中心网关、管控中心等组件构成，采用 SOA 的架构，具有数据集成、流程集成、应用功能集成等职能，实现与第三方多级交班应用系统的互联互通、信息共享，同时医院临床数据中心（CDR）采用大数据技术，从集成平台接收医院的各项数据，运用大数据技术实现对临床数据的统一存储，然后运用大数据技术实现对数据的并行计算。由此利用医院信息平台和数据中心提供的完整医疗数据支持环境，结合院行政总值班交班、临床护理交班、医技交班以及全院大交班管理和信息综合应用等方面的需求，打造标准化和规范化的交班管理信息化模式。

4 课题主要研究成果

本课题的参与人员，主要由医院信息中心、临床科室代表等10人构成，职称结构涵盖初级、中级、高级，以中高级为主，具备需求调研、网络硬件环境搭建、系统结构设计、程序开发、数据库维护等能力。经过两年的筹备和建设，最终建立起一套基于医院信息平台的多级交班系统，系统功能涵盖行政总值班交班、临床护理交班、医技交班、全院大交班。技术实现上，以.NET为主，数据库采用Oracle 11g，客户端为C/S架构。多级交班体系结构是分层式的，彼此之间接口清晰，所采集的数据经过标准化的清洗，数据比较准确，为病区交班及监管提供了电子化支撑。该系统在医院中的应用已初具成效，能够大量减少手工作业环节，去纸质化减少支出，规范交班内容，降低书写差错；交班记录可存档，随时查阅、调用；大幅度提高交班工作效率，交班质量，让医护人员的宝贵时间回归到患者病情诊治，不断提高为患者服务的能力。

下面，附上部分系统应用截图（见图4~图13）。

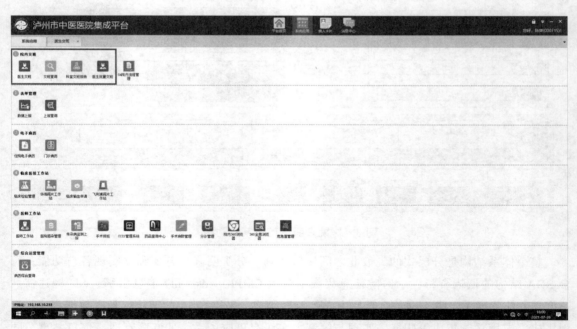

图4　基于医院集成平台的院内交班系统

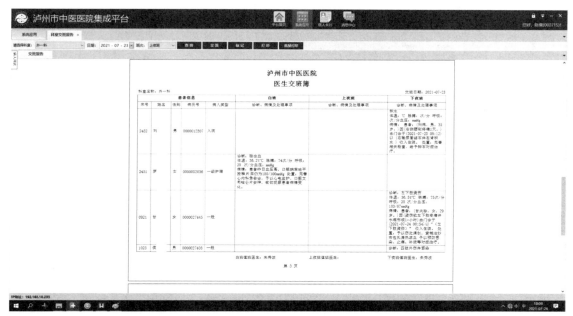

图 5　科室交班报告（根据医生书写的交班信息自动生成交班报告）

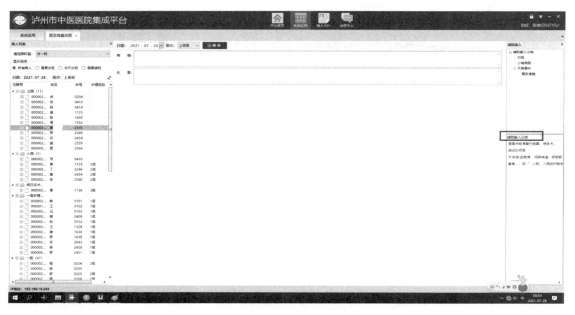

图 6　批量交班功能（可以同时选择多个患者录入交班信息）

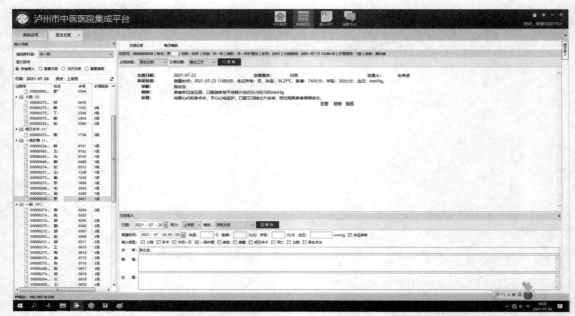

图 7　医生交班系统界面（对重点病人录入交班信息）

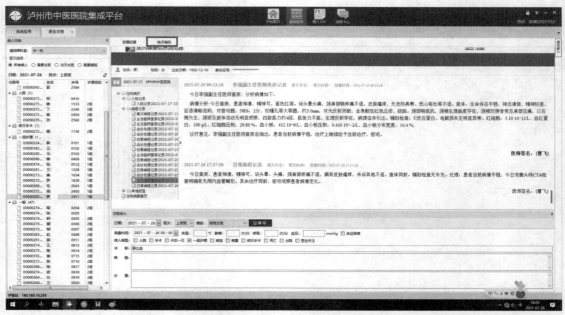

图 8　医生交班系统界面（方便地查看患者电子病历）

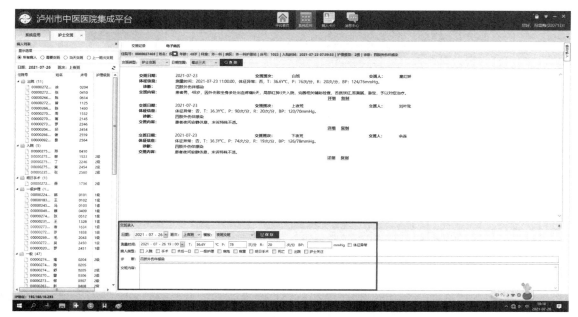

图 9　护士交班界面

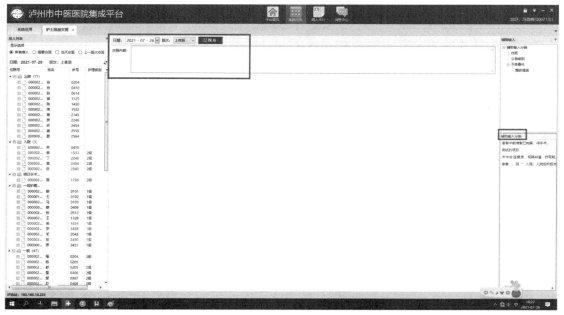

图 10　护士交班批量录入功能

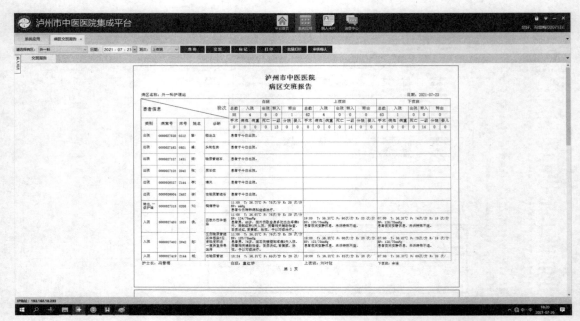

图 11 临床护理交班报告（根据交班信息和集成平台信息自动生成交班报告）

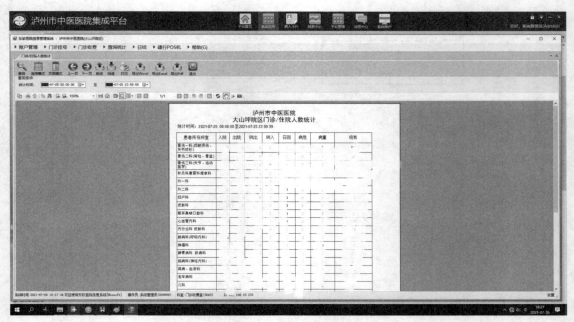

图 12 全院大交班 1

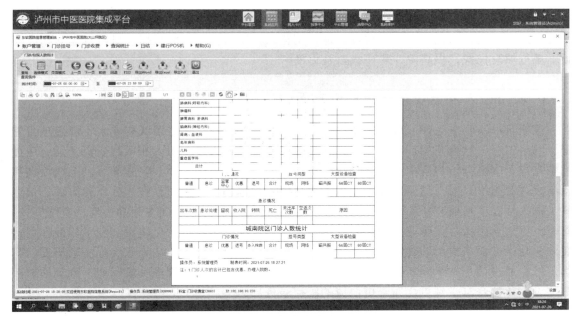

图 13　全院大交班 2

5　对医疗卫生事业发展的推动作用

5.1　去纸质化

传统交班记录主要有两种方式：一是打印出表格，然后手工填写交班记录；二是填写表格后再打印出纸质交班记录。医院多级交班系统上线后，可随时调阅、随时填写交班记录，解决了记录本保管和移交的麻烦，同时还实现了开源节流和环保，降低了纸张和打印耗材的支出成本。

5.2　提高工作效率

纸质交班记录书写，需要耗费医务人员大量的时间和精力，不同人员的字迹辨识也存在难度。而系统交班，患者基本信息直接带入，配套个人书写模板和交代事项，大幅度提高了临床工作效率，让医护人员的宝贵时间回归到患者病情诊治，不断提高为患者服务的能力。

5.3　减少潜在风险、医疗差错

基于信息平台的医院多级交班系统建立在电子病历、HIS 等系统统一的数据基础之上，交班过程中，患者的病情资料、治疗方案、医疗质控数据可直接对照、参考或引用，减少了潜在的医疗差错和风险，交班质量明显提升。

5.4 提高执行力

传统纸质交班，管理部门难以进行规范化监管。医院多级交班系统的应用，不仅在格式上可以严格控制，而且在内容上也可以进行调整，科室负责人可以根据专科特点建立相应模版，规范填写样式，提高院、科两级监管力度。

6 项目在人才培养与学科建设方面的情况

该项目涉及临床医疗、医院管理、信息技术应用等方面，项目团队有 9 人，涵盖项目管理、网络工程、软件开发、数据库管理、临床医护等专业人员，团队在项目研究开发应用过程中完成了问题分析、需求分析、路径分析、框架设计、软件开发、实施部署、上线培训和总结改进等工作，对于学科建设和人才培养起到了一定的推动作用；在人才培养方面，信息科工作人员在项目研究、系统分析、系统开发、系统实施部署和培训方面都得到了实践提升，同时也更加熟悉医疗具体业务和医院管理流程，对于推动医院信息化建设起到了积极作用；在学科建设方面，更加明确了信息系统与医疗信息化的建设要求，从临床实际需求出发，明确目标，通过信息技术创新创造方式方法，为临床医疗、科研和管理决策赋能，推动临床医疗建设，让群众享受到更优质、更便捷的医疗服务。

7 推广应用情况、条件和背景、存在的问题和改进方法

7.1 推广应用情况

医院多级交班信息系统以业务运行和管理需求为导向，梳理各级各类交班流程，总结交班管理办法，打通交班系统各功能模块与临床信息系统的数据交换壁垒，以满足行政总值班交班、临床护理交班、医技交班、全院大交班等工作诉求，实现数据的互联互通。

多级交班系统具有医生交班、护士交班和全院大交班等功能模块，已经在泸州市中医院 19 个临床科室上线，现已应用了 1 年多，可广泛适用于三级医院。其应用价值体现在管理价值、经济价值、社会价值 3 个方面。

在管理价值方面，采用电子化的交班管理模式，规范了交班内容，降低了书写差错。系统自动生成交班记录并存档，可随时查阅、调用、打印，并形成有效的医院管理数据库，为管理决策提供了数据支撑。电子化的交班记录，减少了大量的手工作业环节，形成的数据报表简单直观、高效便捷。医务人员将更多时间留予患者，管理人员将更多时间用于管理细化和研究，提高了医院各项交班的工作效率，提高了交班质量。

在经济价值方面，去纸质化，开源节流，加强了成本控制，减少了开支。通过系统规则库设置，发现和呈现关键问题点，及时避免医疗隐患的发生。通过现代化的信息技术手段改善医疗服务模式，吸引病源，为同行提供经验参考、系统指导，减少投资浪费。

在社会价值方面，助推医院信息化建设进程，完善信息化建设内容，适应国家、省市信息化建设标准及政策，不断提高患者的服务能力和诊治水平，提升医院社会形象和声誉，提升患者满意度。

7.2 条件和背景

医院交班存在内容不规范、交班信息不全面、数据整合困难、利用率低难等问题，该院在 2020 年上线了医院信息集成平台和数据中心，具有统一的数据交换和标准化平台。本系统开发项目正是基于平台和数据中心，汇总全院各类交班需求，设计相应的交班电子化报告，智能汇总分析展示交班数据，形成有效的临床科研统计数据以及院/科两级医疗决策信息，从而实现交班业务流程的电子化和医院交班管理的信息化，使交班人员可专注于业务处理而非数据获取。与此同时，根据管理需要提供丰富的警示和提示信息，交班人员能尽早发现问题，确保重点内容的交接，提高交班的工作效率和交班质量。

7.3 存在的问题和改进方法

当然，全院多级交班系统需要完善和发展的地方还有很多，比如：

（1）针对院级管理部门对科级交班报告的质量监管，查询还不够方便，不能针对重点疾病、重点关注对象设置层层钻取，未能充分利用医护人员的交班数据形成院级层面的分析报告。

改进方法：拟在医院质量管理系统建设中，对部分重要监测指标进行梳理后，进行查询展现。

（2）针对临床、医技科室主任关注的一些重点交班指标、提醒或警示信息，目前还不能形成精简的交班报告，通过短信、微信公众号等方式进行消息推送。

改进方法：后续申请建设消息推送平台，对一些重要的监测信息通过微信、短信等方式发送到涉及的临床科主任、总值班人员手机上。

（3）管理人员对交班系统的使用情况有待提高。

改进方法：医院管理人员使用 OA 系统较频繁，拟将交班系统与 OA 系统相结合，登录 OA 办公系统可直接调用交班数据，对医院每日的运营情况就有直观的了解，应用上会更加方便和高效。另外，交班系统与手机 BI 系统结合，每日定时生成一份重要的交班数据，管理者可随时调阅了解情况。

8 发表论文情况

论文发表方面，先后发表了 3 篇论文：

（1）《基于平台和数据中心的医院多级交班系统设计开发》已于 2020 年 3 月发表于《医学信息》。

（2）《浅析医院多级交班系统功能规划与探讨》已于 2020 年 7 月发表于《软件》。

（3）《基于信息平台的医院多级交班系统应用效果分析评价》已于 2021 年 5 月出刊。

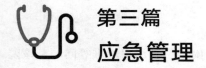

第三篇
应急管理

基于区域急诊脑卒中病人临床路径链式卒中管理的构建与实践

（谭爱梅）

1　研究背景及意义

1.1　研究背景

1.1.1　国内外研究现状述评

脑血管疾病又称"脑卒中"或"脑血管意外"，是由急性脑循环障碍所致的局部或全面性脑功能缺失综合征[1]。脑卒中（Stroke）的主要类型有缺血性脑卒中和出血性脑卒中。其中，缺血性脑卒中（Ischemicstroke）又名脑梗死（Cerebralinfarction，CI），是各种原因导致的脑血管狭窄或闭塞，脑组织不同程度缺血、缺氧而发生软化、坏死[2,3]。缺血性脑卒中作为脑卒中的主要类型，具有"四高"（发病率、死亡率、复发率、致残率）特点[4]，最佳治疗时间窗窄，有效及时的救治在很大程度上决定着抢救成功率。在临床急诊科中救治时间的长短会在很大程度上决定抢救成功率，为此，临床上在急诊科开辟绿色通道，有助于优先对急危重症患者进行抢救。国内针对急救流程的机构范围、数据流向和数据标准化的前驱研究，主张以急救健康信息集成和承载健康管理机构、院前急救机构、医疗机构之间的区域急救协同，仅限于概念设计，在行政协同推进和技术支撑方面尚无突破。

中国急性缺血性脑卒中诊治指南指出，急性缺血性脑卒中应在 6 小时时间窗内进行超早期治疗，如治疗不及时会导致神经功能障碍，影响患者生活质量[5]，静脉溶栓是急性缺血性脑卒中最重要且有效的治疗手段。脑血管病多项防治指南均推荐急性缺血性脑卒中发病 4.5 h 内应用阿替普酶即重组组织型纤溶酶原激活剂（rt-PA）来进行治疗[6,7]。美国心脏协会／美国卒中协会[8,9]指南要求患者入院至 rtPA 溶栓治疗时间（DNT）应控制在 60min 以内，我国目前只有少数患者能够达到该标准。

1.1.2　单病种质量管理是医疗质量管理的重要手段

临床路径（Clinical Pathway）起源于西方发达国家，是医疗工作及医疗质量管理的新模式，运用流程图的方式把病人病情和诊疗过程直观地表现出来，依据病种制定诊疗护理规范化流程，以控制护理质量，具有时间性、有序性、有效性。2007 年美国全国医疗保健差异性报告（National Healthcare Disparities Report，NHDR）对医疗质量的描述是：在正确的时候，通过正确的方式，对合适的对象，做正确的事情并且最终能够取得最可能的理想结果，其内涵包括医疗服务的有效性、安全性、及时性、以病人为中心、效率与效益、可及性及连续性6个方面。医疗护理质量管理以病种作为基本单元，对诊疗过程中的基础质量、环节质量和终末质量进行全程监管，不仅能控制医疗费用的不合理增长，更是规范医疗行为、优化并完善医疗方案、减少医疗风险、提高服务效率的质量改进过程。

20世纪末，急性脑卒中诊断路径，急性脑卒中溶栓治疗筛查路径等[10,11]临床路径在国外相继出现。2009年，国内临床路径管理在脑卒中患者中的应用逐步开展，内容涉及溶栓的指征，生命体征的监测，用药、护理，辅助检查等常规医疗护理的实施。有学者指出，临床路径还能为医务工作人员提供早期治疗指导，使其对急性缺血性脑卒中患者病情的评估更为及时准确，减少有溶栓指征患者的治疗延误[12]。有系统评价报道，影响脑卒中结局的主要是院前阶段[13]，其中主要包括：① 患者或家属不能识别脑卒中的症状体征；② 患者或家属求救对象不对；③ 初级医生未能识别脑卒中的症状体征；④ 初级医生未把脑卒中作为紧急事件处理以及转运患者不及时。前两个影响因素可以通过开展公众教育活动的形式来解决，而临床路径的潜在优势刚好能解决后两个影响因素。并且在国外，院前临床路径已经在脑卒中患者中开展[14]，主要是因为决定脑卒中患者是否能得到及时准确治疗的原因很大部分来自院前脑卒中诊断的准确性。院前急救在脑卒中患者的整个治疗过程中占着很重要的地位，可以较好地改善患者的预后，降低致残率。因此，在院前急救、院内急诊、临床各科、区域联盟设计"链式路径"进行协同救治，对于开展急诊脑卒中患者的救治极为重要。

1.1.3 护理质量管理存在的主要问题

近年来，我国医疗护理活动越来越重视医疗环节管理，针对单病种的质量控制指标体系建立日趋完善。但在实际实施过程中，在脑卒中诊疗护理工作中，由护士主导流程，进行关键环节管理，需要进一步提升管理手段，不断优化护理流程，确保时间节点的有效性，以达到医疗护理质量持续改进的要求。

在急诊护理质量管理中，急诊的一切工作和条件要最大限度地满足患者不断增长的医疗服务需求，从"以病人为中心"这个根本宗旨出发，结合医院急诊医疗任务的实际情况，制定各类急诊患者就诊流程，对患者就诊各环节提出明确的质量标准和要求，规范急诊急救医疗行为，努力提高急诊医疗质量，不断改善服务态度，降低医疗成本，优化就医环境，处处方便患者；急诊链式管理模式就是运用现代化的科学管理方法，最大限度地利用医院医疗资源，实施人性化管理的具体措施，是注重细节的管理手段[15]。本研究依据急性脑卒中临床路径规范和优化业务流程，运用链式管理模式进行标准化管理，通过打造团队执行力，控制时间节点，建立更优化的脑卒中救治模式，探讨脑卒中临床路径链式卒中管理模式对区域急诊脑卒中患者的救治效果，为确保脑卒中患者救治的时效性提供切实可行的方式方法，同时为下一步临床全面推广应用提供参考依据。

1.2 研究意义

1.2.1 区域协同急救的发展趋势

现代化的急诊科是院前急救和院内专业科室协同救治的中枢。急救区域救治理念，是实现以患者为中心，救治时序为主线，急救医疗数据自动采集、院前与院内急救无缝衔接、多方协同工作、院内手术全程跟踪，直至患者康复的医疗全过程纵向管理，结合急诊临床的横向管理信息系统，形成大急救的二维管理模型。

1.2.2 信息化建设与链式卒中管理结合保证急救效率

在医院建立健全更优化的脑卒中救治绿色通道尤为重要，使医院尽可能优先处理和收治脑卒中患者，做到早诊断、早评估、早治疗[16~19]。全程关注、实时质控、缩短时空是依据卫计委要求建立的急救流程与脑卒中临床路径结合，实现持续改进、提高急救效率的信息化建设管理手段。

由护理主导的脑卒中病人流程，运用链式卒中管理的标准化结合信息建设的数据化质控，打造高效的团队执行力，时间在流程中产生，有效控制脑卒中病人的各个时间节点，是确保流程畅通性和有效性的科学管理方法，能缩短危重患者急救时间并推进疾病标准化、规范化治疗，可有效提高急性缺血性脑卒中患者的静脉溶栓率，缩短溶栓前等待时间，减轻神经功能缺损程度，提高溶栓效果，降低复发率及病死率。

1.3 研究目的

本课题选取本院急诊救治的急性缺血性脑卒中患者（处于疾病急性期、急诊静脉溶栓的患者）作为研究对象，运用飞救E信在区域急诊脑卒中病人中高效诊治的作用，探讨急诊急救流程优化方案运用链式管理、救治全程节点管理闭环，优化绿色通道虚拟病房诊治流程，在缩短脑卒中DNT时间中的应用价值。明确链式卒中管理模式在区域急性脑卒中患者救治中的应用效果，通过链式卒中管理的作业流程，指导临床实践工作，确保救治的及时性和有序性，缩短区域急性脑卒中患者急诊滞留时间，提高抢救成功率，减少并发症的发生率，使护理工作的满意度得到提高。

1.4 相关概念

1.4.1 临床路径

临床路径（Clinical Pathway）是医院里的一组人员共同针对某一病种的监测、治疗、康复和护理所制订的一个有严格工作顺序和准确时间要求的照顾计划，并把病人病情和诊疗过程以图表的方式直观地表现出来，使医生可以一目了然地获取病情和治疗过程的总体情况，以减少康复的延迟和资源的浪费，使服务对象获得最佳的医疗护理服务质量[20~23]。

1.4.2 缺血性脑卒中

脑梗死又称缺血性脑卒中，指由各种原因引起脑部血液循环障碍，缺血、缺氧所致的局限性脑组织缺血性坏死或软化。

1.4.3 链式流程管理

链式流程管理是以环节为管理对象，保持每个环节的有效连续性为管理目的的管理活动[24]，强调其规范化、流程化、持续性和系统化；强调内部横向管理和纵向管理相结合，具有人性化、对称化、链式结构等特点[25~27]。

2 研究对象与方法

2.1 研究类型

本研究为类实验研究。

2.2 研究对象

2.2.1 研究对象来源

对照组：选取 2018 年 1 月—2018 年 9 月在本院急诊救治并符合诊断标准的 242 例急性脑卒中患者，其中 27 例急性脑梗死静脉溶栓患者。

实验组：选取 2018 年 10 月—2019 年 6 月在本院急诊救治并符合诊断标准的 220 例急性脑卒中患者。其中 30 例急性脑梗死静脉溶栓患者。

2.2.2 病例纳入标准

① 符合《脑卒中诊疗指南》诊断标准并经头部 CT 或 MRI 证实；② 发病 2 周内的患者；③ 无意识障碍患者；④ 无严重心、肺、肾等器质性病变及恶性肿瘤病史；⑤ 排除一过性脑缺血发作（Tansient Ischemic Attack，TIA）；⑥ 年龄≥18 岁；⑦ 各项生命体征均平稳；⑧ 患者或法定代理人签署知情同意书。

2.2.3 病例排除标准

① 非脑血管疾病、外伤致颅脑损伤；② 有严重精神病史的患者；③ 发生心脏停搏者；④ 临床资料不全者。

2.3 研究方法

2.3.1 文献研究法

为了确保急诊脑卒中患者链式卒中管理的科学性及可行性，保持优化后的流程，急救系统及管理手段的先进性，本研究对影响急诊脑卒中急救流程的相关因素、区域协同急诊卒中急救的关键环节、关键要素及重点流程内容进行研究，探寻急诊脑卒中急救流程的相关规范等，掌握飞救 E 信急救系统，为制定规范化、科学化、合理化的急诊脑卒中急救流程提供科学依据和参考。

2.3.2　分组方法

回顾性分析 2018 年 1 月—2019 年 6 月急诊救治的 462 例急性脑卒中患者，按实施前和实施后分为对照组和观察者。对照组 242 例，实施传统的急救流程护理管理；观察组 220 例，实施临床路径链式流程管理，规范护理活动，向患者实施全程链式无缝隙的救治措施。

2.3.3　干预方法

2.3.3.1　对照组

对照组患者实施传统的急救流程护理管理。急诊接受疑似急性脑卒中病人，急诊医师判断病情后通知专科医师会诊，开辟绿色通道，遵医嘱实施治疗措施，护送患者到相关科室。

2.3.3.2　观察组

观察组患者实施临床路径链式卒中管理模式（见图 1），具体方法如下：

运用链式卒中管理的标准化，结合飞救 E 信急救系统信息建设的数据化质控，掌控脑卒中病人的各个时间节点。通过飞救 E 信急救系统，读取身份证或自建虚拟卡自动获取患者信息，获得患者全链条电子病历，自动采集时空数据或快速点选时间节点录入，随时随地监控患者生命体征，预检分诊护士重症预警，医护人员跨部门跨区域协同救治、医疗数据实时交互，急救信息跟随患者流动，对患者全程救治的各个环节运用链式手段细化成时间窗，控制时间节点。

（1）当班的高年资护理人员担任护理组长，负责临时链式流程护理小组的建立和管理。

（2）院外或急诊到院疑似脑卒中患者（发病时间＜6 小时）由预检分诊护士使用 fast 快速识别，启动临床路径链式流程作业程序，"0"费用进入急诊绿色通道虚拟病房，时间节点控制在 5 分钟内。

（3）抢救室护士负责各项护理技术操作的实施：粉色留置针建立静脉通道，血糖监测，静脉采血，遵医嘱用药、心电监测、吸氧等，时间节点控制在 10 分钟内。

（4）根据病情需求，准备物品、药品及转运工具，护送患者进行（CT/CTA）检查；利用护理间歇对溶栓期间所采取的各项干预措施、相关抢救操作的实施时间、持续时间、病情变化等进行卒中患者专科记录。整个过程需做到明确分工、积极配合、同步开展，时间节点控制在 20 分钟内。

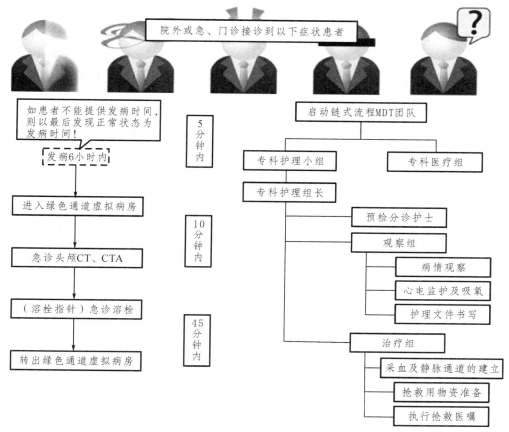

图 1　脑卒中中心 MDT 团队链式卒中管理图

2.3.4　技术方法

技术方法主要采用移动协同急救终端——飞救 E 信。不同角色的人通过视频、语音、图片、文字沟通，支持蓝牙耳机语音持续录入，并且可以随时随地移动会诊。通过设备对接采集设备信息，呈现到各类终端，支持动态心电和静态心电等各种生命体征信息。通过读取身份证和健康卡自动获取患者信息；通过系统对接和快速录入获得患者全链条电子病历。通过转诊机制，对接预检分诊，支持一键转诊，转诊过程可随时随地监控救护车内患者生命体征及车内视频。通过部署飞救 E 信、卒中系统、急诊临床信息管理系统，全过程的沟通信息/相关设备信息/患者信息/转诊信息等全部自动进入系统，实现对患者全程救治过程的信息采集和实时质控。构建以患者为中心的协同工作群组，实现以患者为中心，医护人员跨部门跨区域协同救治、医疗数据实时交互，并通过人工智能辅助实现重症预警、实时质控，实现急救信息跟随患者流动的全过程纵向管理，持续提高急救效率。

2.3.4.1　急救途径

① 首次医疗接触，腕带扫码创建急救，绑定患者信息，全程支持扫描识别患者。② 与120 调度系统和院内系统互联互通。③ 扫描心电图机、监护仪等设备的二维码，自动采集生命体征。④ 通过患者生命体征信息进行病情评估，支持身份证或社保卡扫描录入患者信息。

⑤ 以患者为中心建立协同救治工作组。⑥ 语音输入，视频会诊。⑦ 规范化双向转诊。⑧ 利用人工智能，实时质控。⑨ 综合管理，产生救治时间轴及患者急救全过程视图，按需协同随时随地移动会诊。

2.3.4.2 实现院前急救—院内急诊—专业科室衔接与急诊科科室日常管理业务需求

① 方便部署和升级的 B/S 构架；② 自动采集急救时空数据及患者生命体征；③ 以患者为中心建立协同救治工作群组；④ 数据自动填报云平台；⑤ 救治过程实时质控；⑥ 分诊指导；⑦ 移动输液；⑧ 辅助填写医疗文书；⑨ 改进优化急救流程；⑩ 数据统计与挖掘分析。

2.3.4.3 技术构建图

技术构件图如图 2 所示。

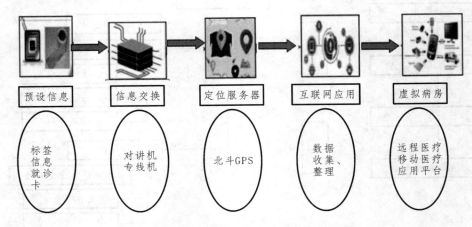

图 2　缺血性脑卒中患者临床护理路径表

2.3.5 研究工具

2.3.5.1 卒中绿色通道时间节点控制表

卒中团队依据《中国卒中中心建设指南》设计并应用于临床，分院前接诊、到院至完成初步诊断、完成初步诊断至治疗前检查、完成治疗前检查至溶栓治疗开始、完成治疗前检查至介入治疗开始、静脉溶栓/血管内介入治疗转归 6 个部分的时间节点。其能够用客观的数据真实反映卒中中心团队的工作效率，也可为临床回顾治疗效果以及相关科学研究提供准确的数据支持，临床意义重大。

2.3.5.2 患者对护理满意度调查量表

本研究自制患者对急诊护理工作满意度调查表对护理工作进行评价。用该调查表对实验组和对照组的急性脑卒中患者进行微信问卷调查，调查内容涉及态度、技术、主动巡视、解决问题、健康宣教 5 个指标，实行百分制，>80 分为非常满意，60~80 分为一般满意，<60 分为不满意，患者满意度=（总例数−不满意)/总例数×100%。

2.3.6 资料收集

研究者与急诊科护士及急诊医师各 2 名、神经内科医生 2 名共同组成调查研究小组，调查前对各研究现场调查成员予以统一培训，使其明确研究的目的并熟悉问卷的内容。使用研究者自行设计的现场追踪满意度调查问卷，对本院急性缺血性脑卒中患者进行调研，内容包括从接 120 指挥中心电话，患者到达急诊开始到接受院内治疗展开现场全程追踪调查并记录各环节时间。对调查过程中出现的有争议的问题进行及时反馈，由研究者进行现场质控，保证现场调查的质量。由科研小组成员收集实施前后 2 组患者的时间指标及患者满意度指标。

实验组：由科室预检分诊护士负责收集每日填写记录，研究人员每周汇总 2018 年 10 月－2019 年 6 月急诊救治的急性脑卒中患者绿色通道时间节点控制表，填写于预先设计的资料提取表中，包括姓名、性别、年龄、入院诊断、院前接诊时间、入院时间、绿色通道滞留时间等。

对照组：科研小组成员选取 2018 年 1 月－9 月急诊救治的明确诊断为急性脑卒中患者的已经入档的病例，收集包括性别、年龄、入院时病情、入院诊断、院前接诊时间、入院时间、绿色通道滞留时间等资料。由科研小组成员和科室护理人员负责全部调查工作，实验组在患者转入相关科室前，科研小组成员和科室护理人员指导问卷二维码扫描或纸质问卷调查表，用统一的通俗易懂的语言指导研究对象填写问卷，问卷避免用医学术语表示，由患者或家属填写，并当场收回。对照组由科研小组成员提取入档患者的满意度问卷。本研究共收集有效问卷 462 份，其中实验组发放调查问卷 220 份，回收了 220 份，回收率为 100%，有效率为 100%；对照组收集入档问卷 242 份，有效率 100%。

2.3.7 评价指标

（1）急性脑卒中绿色通道滞留平均时间：急诊至入住专科时间。
（2）DNT 时间：就诊到静脉溶栓时间。
（3）患者对护理工作满意度差异情况的比较：采用团队自制的患者对急诊护理工作满意度调查表于患者转入相关科室前对护理工作进行评价。

2.3.8 统计学方法

采用 SPSS Statistics 22.0 软件进行数据处理，其中绿色通道中位数、就诊到静脉溶栓（DNT）时间以（$\chi \pm s$）表示，采用 t 值检验；护理满意度由%表示采用卡方（χ^2）检验；差异具有统计学意义（$P < 0.05$）。

2.4 质量控制

2.4.1 构建团队与培训

构建多科室共同参与的临床路径链式卒中团队。采取不定期课堂讲座、微课、模拟培训等方式对链式卒中管理团队护理人员进行培训，内容包括脑卒中相关知识，临床路径流程图，链式管理基本内容，关键环节管理等提高护理人员快速识别与处置急诊脑卒中患者的能力，采用提问和问卷的形式对培训效果进行检测，达到人人参与培训并考核合格，保证临床护理在实施过程中无差异。

2.4.2 链式卒中管理模式的实施

依据脑卒中临床路径流程图绘制链式管理工作结构图，按照制定好的流程有序地进行护理活动。制定脑卒中护理管理质量评价标准，建立单病种考核制度，落实奖惩措施。急诊脑卒中患者绿色通道滞留中位数时间、就诊到静脉溶栓（DNT）时间、患者满意度等作为考核指标，卒中团队指定小组成员每月收集数据，对存在的问题及时上报，卒中团队定期组织培训，进行流程优化分析，针对存在的问题进行讨论，提出改进措施。

2.4.3 本研究遵循以下原则

（1）自愿原则：仔细告诉患者本研究的目的、意义、方法和内容，征得患者及家属的同意。

（2）保密原则：对患者的一切资料都要保密，禁止任何的资料泄露，患者的所有资料仅供本课题研究使用。

（3）公正有益原则：仔细与研究对象讲解本研究对患者的身心不存在任何伤害。

2.5 技术路线图

技术路线图如图3所示。

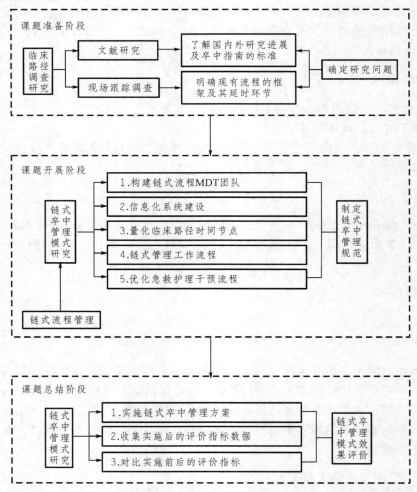

图3　临床护理路径在缺血性脑卒中患者中的应用及效果评价的技术路线图

3 结果

3.1 两组患者的一般资料

选择 2018 年 1 月—2019 年 6 月本院急诊救治符合入选标准的急性脑卒中患者 462 例，年龄范围为 44~91 岁，两组患者基本情况比较，按照 α =0.05 的检验标准，在性别、年龄、文化程度、职业分布、婚姻状况、宗教信仰、病情严重程度等方面两组病人一般资料的差异无统计学意义（$P > 0.05$），具有可比性（见表 1）。

表 1 两组患者一般资料比较（%）

项目		观察组（n=220）	对照组（n=242）	统计值	P 值
年龄		63.37±11.40	59.89±10.94	1.112[a]	0.280
性别	男	150（68.2）	164（67.8）	0.009[b]	0.924
	女	70（31.8）	78（32.2）		
婚姻状况	未婚	18（8.2）	19（7.9）	1.563[b]	0.458
	已婚	164（74.5）	170（70.2）		
	其他	38（17.3）	53（21.9）		
文化程度	小学及以下	64（29.1）	68（28.1）	0.500[b]	0.919
	初中	40（18.2）	47（19.4）		
	高中	72（32.7）	74（30.6）		
	大学及以上	44（20.0）	53（21.9）		
职业	在职	35（15.9）	51（21.1）	5.704[b]	0.058
	退休	71（32.3）	92（38.0）		
	其他	114（51.8）	99（40.9）		
宗教信仰	有	166（75.5）	175（72.3）	0.588[b]	0.443
	无	54（24.5）	67（27.7）		
医疗费用来源	公费	58（26.4）	51（21.0）	4.844[b]	0.184
	自费	96（43.6）	96（39.7）		
	医疗保险	45（20.5）	68（28.1）		
	其他	21（9.5）	27（11.2）		
病情程度	轻	63（28.6）	77（31.8）	0.674[b]	0.714
	中	130（59.1）	139（57.4）		
	重	27（12.3）	26（10.8）		

注：α 为 t 值；b 为 χ^2 值。

3.2 两组就诊到静脉溶栓（DNT）时间比较

对照组急性脑梗死 74 例中静脉溶栓 27 例，观察组急性脑梗死 65 例中静脉溶栓 30 例，患者一般资料具有可比性（$P>0.05$），观察组患者就诊到静脉溶栓（DNT）时间明显缩短，差异具有统计学意义（$P<0.05$）（见表 2）。

表 2　两组就诊到静脉溶栓（DNT）时间比较（min）

	例数	急诊绿色通道滞留中位数时间
对照组	27	61.25 ± 8.51
观察组	30	45.38 ± 5.94
t值		13.987
P值		0.000

3.3 两组患者绿色通道滞留平均时间比较

观察组患者急诊绿色通道滞留平均时间明显短于对照组，差异具有统计学意义（$P<0.05$）（见表 3）。

表 3　两组患者急诊绿色通道滞留平均时间比较（min）

	例数	急诊绿色通道滞留中位数时间
对照组		27.12 ± 4.06
观察组	242	15.47 ± 1.19
t值	220	30.818
P值		0.013

3.4 两组患者满意度比较

观察组患者满意度从态度、技术、主动巡视、解决问题、健康宣教方面与实施前比较均高于对照组，差异具有统计学意义（$P<0.05$）（见表 4）。

表 4　实施前后患者满意度的比较（%）

项目	例数	态度	技术	主动巡视	解决问题	健康宣教
对照组	242	196（86.00）	199（82.20）	184（76.00）	179（74.0）	177（73.10）
观察组	213（96.80）	214（97.30）	202（91.80）	212（96.4）	209（95.00）	
t/X^2	220	28.422	27.498	20.892	44.444	40.065
P		0.000	0.000	0.000	0.000	0.000

4 讨论

4.1 两组患者的一般资料

我国流行病学调查显示，脑卒中发病率为 109.7/10 万~217.0/10 万，患病率为 719.0/10

万~745.6/10 万，死亡率为 116.0/10 万~141.8/10 万[28]，并且有逐年增多的趋势。本研究对两组患者的一般资料如性别、年龄、文化程度、职业分布、婚姻状况、宗教信仰、病情严重程度等方面进行统计分析，结果显示差异无统计学意义（$P>0.05$），具有可比性。通过资料统计分析发现，本研究中急性脑卒中患者男性多于女性，其中观察组男性 138 例，女性 82 例，年龄 49~91 岁（68.3±9.9 岁），对照组男性 145 例，女性 97 例，年龄 44~89 岁（67.1±9.8 岁）。有研究显示，脑卒中的患病率和死亡率与年龄呈正相关，随着年龄的增长，发生卒中和卒中后死亡的风险越高，男性、女性卒中的发病率和死亡率增长高峰均出现在 45~54 岁年龄段，以每增加 10 岁的年龄组呈现指数关系增长[29]。结果显示，纳入本研究中的病例其性别和年龄符合近年来国内外对脑卒中发病规律的研究结果。

4.2 区域协同急救单病种医疗质量管理新模式的发展趋势

脑卒中是我国的常见病、多发病，但是大部分脑卒中患者对疾病的认识不足导致发病后就诊延迟。虽然随着医学诊疗水平的不断提高，脑卒中患者的死亡率逐渐降低，但是其致残率仍较高，约有 80%的脑卒中患者存在运动功能障碍，严重影响患者生存质量，同时消耗大量医疗资源[30-32]。据统计，中国每年脑卒中治疗费用为 400 亿元，每年约有 350 万人死于心脑血管疾病。针对脑卒中治疗的复杂性和持久性，有学者提出[33]，未来脑卒中的治疗不应寄托于一个具体的疗法上，而应该寄希望于一个新系统的建立。现代化的急诊科是院前急救和院内专业科室协同救治的中枢，区域救治理念以患者为中心，救治时序为主线，急救医疗数据自动采集、院前与院内急救无缝衔接、多方协同工作、院内手术全程跟踪，直至患者康复的医疗全过程纵向管理，结合急诊临床的横向管理信息系统，形成大急救的二维管理模型，建立健全单病种医疗质量管理新模式具有重要意义。

4.3 信息化建设与临床路径链式卒中管理结合保证急救效率，缩短绿色通道滞留

时间

绿色通道滞留时间是急诊脑卒中患者急诊专科护理质量管理的考核指标，滞留时间过长，不仅延误急诊脑卒中病人的救治最佳时机，同时也影响其他患者的救治，容易造成医疗隐患，引起医疗纠纷[34-36]，全程关注、实时质控、缩短时空是依据卫计委要求建立的急救流程与脑卒中临床路径结合，实现持续改进，提高急救效率的信息化建设管理手段。急救表格纸质化填写意味着急救人员在急救过程中不可能完成医疗数据的实时记录，往往在事后填写，不但浪费人力资源，而且效率低下，且记录的数据往往也不准确。数据在急救表格纸质化填写的条件下无法完成实时质控，因此只能通过事后并不准确的数据来进行统计质控，因而质控下的改进无法做到真正的质量控制。飞救 E 信救信息系统针对救治过程中的每个环节，通过对接医疗系统和设备实现全程关注，自动采集时空数据和医疗事件数据，同时也可通过快速点选实现时间节点录入，实现记录去纸化，进行实时质控，并持续改进，提高急救效率。

由护理主导的脑卒中病人流程，按"绿色通道"严格的时间框架，护理人员沿路径内容和图示实施标准化工作[37]，进行急诊作业流程管理，信息跟随患者流动，呈现动态的急诊急

救过程，再通过人工智能辅助优化急救流程和诊断，信息化绿色通道虚拟病房实施实体病房管理模式：重症预警、绿色通道腕带、医嘱、条码、瓶签打印，病例书写等。运用链式卒中管理模式结合飞救E信急救临床系统进行实时质控，流程更优、通道更便捷、管理更现代化，持续提高急救效率，有效控制患者绿色通道滞留时间，提高抢救成功率。

4.4 链式流程结合脑卒中临床路径管理，强调横向管理和纵向管理相结合

注重团队执行体系的执行力，节点数据化，能有效控制脑卒中DNT时间，改善急诊脑卒中患者预后。

近年来，我国医疗护理活动越来越重视医疗环节管理，针对单病种的质量控制指标体系日趋完善。但在实际实施过程中，脑卒中诊疗护理工作由护士主导流程，进行关键环节管理，需要对护理流程进行不断优化，使管理手段进一步提升，确保时间节点的有效性，以达到医疗护理质量持续改进的要求。在急诊救治过程中，传统的护理模式不设置组长，人员分工及责任界定不明确，在参加抢救过程中站位随机，谨遵医嘱展开操作[38]，对于急诊病人，时间就是生命，为危急重症患者赢得有效的抢救时间至关重要，而传统的急救护理模式不能充分调动护理人员的积极性和主动性，无法最大限度地节省急诊处理时间，实现救治有效率的最大化。因此，把急诊救治过程的每一个环节管理好具有重要意义。

临床路径起源于西方发达国家，体现医疗质量管理模式的新进展，用流程图直观地表现病人病情和诊疗过程，建立规范的单病种诊疗护理流程，以控制护理质量，具有时间性、有序性、有效性。链式卒中管理是以环节为管理对象，保持每个环节的有效连续性为管理目的的管理活动[39]，强调其规范化、流程、持续性和系统化；强调内部横向管理和纵向管理相结合，具有人性化、对称化、链式结构等特点[40~42]。临床路径具有显著的链式结构特点，运用链式管理模式手段，打造团队的有效执行力，救治全程节点闭环管理，通过分析急诊流程中的瓶颈问题，进行流程优化，有效控制脑卒中病人的各个时间节点，是确保流程畅通性和有效性的科学管理方法。临床路径链式卒中管理模式能缩短区域急诊脑卒中患者急救时间并推进疾病标准化、规范化治疗，缩短溶栓前等待时间，提高溶栓效果，降低患者死亡率及复发率。

4.5 链式卒中管理模式对护理工作满意度的影响——提高患者满意度

本研究通过问卷调查比较两组患者对急诊护理工作满意度情况。结果显示，观察组在态度、技术、主动巡视、解决问题、健康宣教5个指标对护理工作的满意度评价明显高于对照组（$P < 0.05$），差异具有统计学意义。该研究结果与国外一些学者[43~45]的研究基本一致，即临床护理路径的实施，可以提高患者对护理工作的满意程度。本研究将链式管理流程与临床路径融合，强调内部横向管理和纵向管理相结合，具有人性化、对称化、链式结构等特点[46,47]。虽然急诊急救情况复杂，但其救治流程的一系列行为程序或完成任务必不可少的过程，都可以形成十分明显的链式结构。链式管理是将急诊脑卒中患者的急救临床路径进行链式卒中管理，进行系统化的整体调控、合理的人员配置，救护流程程序化、标准化、规范化，加强对各个环节和细节的管理，为区域急诊脑卒中患者提供快速有效的急救医疗护理服务，对于圆

满完成各种急诊急救护理及深入贯彻落实优质护理服务具有深远意义。在链式流程管理中，急救护理质量不是检验出来的，而是靠完善的执行体系支撑，在流程中产生出来的。本研究将链式抢救融入流程管理，严格按照链式管理流程实施操作步骤，注重团队管理，明确措施落实时间节点，医护工作的配合方式、契合点，以最大限度地促进脑卒中患者功能康复，挽救生命，提高抢救成功率为共同目标，在有限的时间内检验团队的协作性；医护合作方式由医生主导治疗目标，护士主导流程，彼此协作和互补；抢救时，护士积极向医生反馈患者相关信息，医生对护理措施落实效果进行评价并提出意见和建议，修正护理方案，将合作行为落实到工作环节的各个方面，提高了规范化抢救的实效性与抢救的有效性，同时也提升了患者护理满意度。本研究按临床路径实施目标向患者及家属进行专业知识指导，患者及家属全程参与，及时对治疗期间患者及家属提出的疑问进行解答；链式卒中管理的有序性、规范性，能有效避免急救过程中的疏忽和遗漏，保证救护质量，增加患者对医护人员的信任，积极地配合治疗与护理，极大地促进了护理质量的改善，也提高了患者对护理工作的满意度[48]。因此实施临床路径链式卒中管理能够提高患者对护理工作的满意度。

5 结论及展望

本研究将本院急诊救治并符合纳入标准的 462 例急性脑卒中患者分为实验组和对照组，观察组患者实施临床路径链式卒中管理模式，急诊脑卒中患者就诊时即进入了链式卒中管理环中，结果显示区域急诊脑卒中患者缩短了急诊绿色通道滞留中位数时间，提高了救治的效率，缩短了静脉溶栓 DNT 时间，患者就医体验改善、满意度提升，值得临床推广。

5.1 研究结论

（1）临床路径链式卒中管理是实现区域协同急救单病种医疗质量管理的新模式，能优化急诊流程，规范医疗救治行为，有利于促进医疗管理科学决策，提升医院核心竞争力。

（2）临床路径链式卒中管理的实施缩短了脑卒中患者接受 rt-PA 静脉溶栓时间，DNT 小于 60 min，降低了卒中患者致残率，提高了卒中患者的生活质量。

（3）临床路径链式卒中管理缩短了急诊患者绿色通道滞留平均时间，可明显提高危重症患者救治抢救成功率，提高医疗质量和效率。

（4）临床路径链式卒中管理规范化抢救的实效性与抢救的有效性，提升了区域急诊脑卒中病人对护理工作的满意度。

5.2 研究特点

（1）临床路径链式卒中管理由院前急救、院内急诊、临床相关专业组建而成，临床路径与链式流程融合，关键环节时间节点一致，基于急救信息化系统支撑，实现多学科联盟，一体化急救医学模式。

（2）整合互联网信息技术，首推"虚拟病房"的概念，信息化绿色通道虚拟病房实施实体病房管理模式，实行协同救治、重症预警、实时质控、临床研究，急诊作业流程管理流程更优、通道更便捷、管理更现代化。

（3）信息建设与科学的管理手段相结合，通过急救信息在时间和空间上的同步传输与管理，分析急诊流程中的瓶颈问题，进行流程优化，为患者提供规范、高效、有序的护理模式。

（4）本研究将临床路径链式卒中管理应用于区域急诊脑卒中病人，注重团队执行体系的管理，执行过程节点数据化，具有较高的创新性和技术先进性，能有效控制急诊脑卒中DNT时间，提高抢救成功率，值得在临床广泛推广。

5.3 研究不足与展望

（1）急诊脑卒中患者经急诊处置后转入相关临床科室，本研究缺乏对急诊急救患者后期疗效的追踪观察，因此在今后的研究中还需对患者进行长期效果的跟踪观察护理，进一步验证临床路径链式卒中管理在区域急诊脑卒中患者的远期效果。

（2）疫情防控背景下，链式卒中管理流程需进一步改进和完善。

（3）本研究在实施过程中没有针对同行评价满意度的调查研究且仅在区域急诊脑卒中患者中应用。随着临床路径链式卒中管理的不断成熟，急诊急救与临床科室及医联体单位的协作与配合，同行对综合救治能力、工作满意度问题及扩大临床护理的应用范围评价体系是我们进一步研究的方向。

（4）将临床路径链式卒中管理模式在临床科室和医联体单位进行推广，进一步完善院前、院内、临床各科链式救治体系，建立适合各大病种的临床路径链式管理流程，提升不同病种患者的医疗护理质量。

参考文献

[1] 宫磊，魏玲，赵燕，等．院前急救措施对急性缺血性脑卒中患者并发症及预后的影响[J]．世界复合医学，2018，4（2）．

[2] 贾建平，陈生弟.神经病学[M]．北京：人民卫生出版社，2013.

[3] KAITHOJU S. Ischemic stroke：risk stratification，warfarin teatment and outcome measure[J].Journal of Atrial Fibrillation，2015，8（4）．

[4] LEYDEN J M，KLEINIG T J，NEWBURY J，et al. Adelaide stroke incidence study:declining stroke rates but many preventable cardioembolic strokes[J]. A Journal of Cerebral Circulation，2013，44（5）．

[5] 胡淑梅，张利焕，张爽．阿替普酶静脉溶栓治疗急性缺血性脑卒中患者的临床疗效及其安全性[J]．临床合理用药，2017，10（1）．

[6] 欧阳取平，李亚梅．不同时间窗阿替普酶静脉溶栓治疗急性脑梗死患者的临床分析[J]．中华老年心脑血管病杂志，2014，12（9）．

[7] WARDLAW J M，MURRAY V，BERGE E，et a1．Recombinant tissue plas minogen activator for acute ischaemic stroke：an up dated systematic Review and meta-analysis[J]．Lancet，2012，379（9834）．

[8] VAN DISHOECK A M，DIPPEL DW，DIRKS M，et a1．Measuring quality Improvement

in acute ischemic stroke care：interrupted time series Analysis of door-to-needle time [J]．Cerebrovasc Dis Extra，2014，4（2）．

[9] JAUCH E C，SAVER J L ，ADAMS H P JR，et a1．Guidelines for the early Management of patients with acute ischemic stroke：a guideline for Heahhcare professionals from the American Heart Association／A merican Stroke Association[J]．Stroke，2013，44（3）．

[10] HICKMAN J L.Outcomes management for stroke patients using thrombolytics[J].Crit Care Nurs Clin N Am，1998，10（1）．

[11] BRODERICK J P．Practical considerations in the early treatment of ischemic stroke[J]．Am Fam Physician，1998，57（1）．

[12] BONNONO C，CRIDDLE L M，LUTSEP H，et al．Emergi-paths   and   stroke teams:an emergency department approach to acute ischemic stroke[J].J Neurosci Nrus，2000，32（6）．

[13] KWAN J，HAND P，SANDERCOCK P.A systematic review of barriers to   delivery of thrombolysis for acute stroke[J].Age Ageing，2004，33（2）．

[14] FERRI M，DE LUCA A，ROOSI P，et al．Does a pre-hospital emergency pathway improve early diagnosis and regerral in suspected stroke patients? Study protocol of a cluster randomized trial [J]．BMC Health Serv Res，2005，5．

[15] 胡爱明．急诊链式管理模式研究与应用[J]．解放军医院管理杂志，2009，16（3）．

[16] HARRIS D，HALL C，LOBAY K，et a1．Canadian Association of Emer gency Physicians position statement on acute ischemic stroke[J]．CJEM，2015，17（2）．

[17] 葛良，黄显军，许向军．不同年龄急性缺血性脑卒中患者应用阿替普酶静脉溶栓治疗的临床疗效及预后比较[J]．实用心脑肺血管病杂志，2017，25（10）．

[18] 孙永兴，刘玉祥，张凝远．急性缺血性脑卒中阿替普酶静脉溶栓治疗 28 例临床分析[J].重庆医学，2015，44（15）．

[19] 麦子杰，宋明才，张稳柱，等．绿色通道对 ST 段抬高心肌梗死患者首次医疗接触至球囊扩张时间的影响[J]．广东医学，2012，33（3）．

[20] 潘胜东．基于临床路径的缺血性脑卒中医疗质量管理研究[D]．杭州:浙江大学医学院，2014．

[21] 鱼敏.关键路径法在美国医院中的应用[J]．国外医学:医院管理分册，1996，13（2）.

[22] 陆栋定，连斌，等．临床路径在医院医疗质量管理中的作用探讨[J]．中国卫生质量管理，2004，11（2）。

[23] WANG S，YU H,LIU J,LIU B,et al．Exploring the methodology and application of clinical pathway inevidence-based Chinese medicine[J]．Front Med,2011,5（2）．

[24] 赵文清．链式过程与链式管理——科技成果转化模式研究[J].科技管理研究，2002，22（5）．

[25] 胡爱民．急诊链式管理模式研究与应用[J]．解放军医院管理杂志，2009，16（3）．

[26] 冯明英，陈小燕，刘丽平，等．链式流程创伤急救模式在抢救创伤性休克患者中的应用[J]．当代护士（下旬刊），2016，6．

[27] 蓝英，黄柳妮，江汉花，等．优化创伤链式抢救流程在急诊护理中的运用[J]．当代

护士（中旬刊），2009，7.

[28] 贾建平，崔丽英，王伟. 神经病学[M]. 北京:人民卫生出版社，2008.

[29] 吴兆苏，姚崇华，赵冬. 我国脑卒中发病率、死亡率的流行病学调查研究[J]. 中华流行病学杂志，2003，24（3）.

[30] ZIEMANN U. Improving disability in stroke with RTMS[J]. Lancet Neurol，2005，4（8）.

[31] 苏敏，韩立影，杨卫新，等. 经颅磁刺激在脑卒中患者上肢功能康复疗效评估中的应用[J]. 中华物理医学康复杂志，2016，38（3）.

[32] 苏敏，杨卫新，王万华，等. 急性缺血性脑卒中重组组织型纤溶酶原激活剂静脉溶栓致出血性转化及其预后的危险因素分析[J]. 中华神经科杂志，2011，44（11）.

[33] ANITA PATEL M SC，MARTIN KNAPP PH D，INIGO PEREZ M D，et al.Alternative strategies for stroke care:cost-effectiveness and cost-utility analyses from a prospective randomized controlled trial[J]. Stroke，2004，35.

[34] BERGER E. Breaking point：Report calls for congressional rescue of hospital emergency departments [J]. Ann Emerg Med，2006，48（2）.

[35] KALES S N，SOTERIADES E S，CHRISTOPHI C A，et al.Emergency duties and deaths from heart disease among firefighters in the United States[J].New England Journal of Medicine，2007，356（12）.

[36] SPAITE D W.The future of emergency care in the United States：the institute of medicine subcommittee onprehospital emergency medical services[J].Annals of Emergency Medicine，2006，48（2）.

[37] 陈璐，陈湘玉. 急性心肌梗死病人绿色通道护理路径的研究进展[J]. 护理研究，2009，23（8B）.

[38] 张阳春，季学丽，李玫，等. 基于创伤评估法的急诊创伤患者入院转运交接单的设计及应用效果[J]. 中国实用护理杂志，2015，26（25）.

[39] 赵文清，链式过程与链式管理——科技成果转化模式研究[J]. 科技管理研究，2002，22（5）.

[40] 胡爱民. 急诊链式管理模式研究与应用[J]. 解放军医院管理杂志，2009，16（3）.

[41] 冯明英，陈小燕，刘丽平，等. 链式流程创伤急救模式在抢救创伤性休克患者中的应用[J]. 当代护士（下旬刊），2016，6.

[42] 蓝英，黄柳妮，江汉花，等. 优化创伤链式抢救流程在急诊护理中的运用[J]. 当代护士（中旬刊），2009，7.

[43] HAN K T，KIM S J，JANG S I，et al. Positive correlation between care given by specialists and registered nurses and improved outcomes for stroke patients.[J].Journal of the Neurological Sciences，2015，353（1-2）.

[44] RIBARIC G，BUCHWALD J N，MCGLENNON T W.Diabetes and weight in comparative studies of bariatric Surgery vs conventional medical therapy：a systematic review and meta-analysis[J]. Obesity Surgery，2014，24（3）.

[45] POURNARAS D J，AASHEIM E T，SØVIK T T，et al. Effect of the definition of type

IIdiabetes remission in the evaluation of bariatric surgery for metabolic disorders [J] British Journal of Surgery，2012，99（1）.

[46] 冯明英，陈小燕，刘丽平，等. 链式流程创伤急救模式在抢救创伤性休克患者中的应用[J]. 当代护士（下旬刊），2016，6.

[47] 蓝英，黄柳妮，江汉花，等. 优化创伤链式抢救流程在急诊护理中的运用[J]. 当代护士（中旬刊），2009，7.

[48] PHAN F，OPPERT J M，ANDREELLI F. Interdisciplinary European guidelines on metabolic and bariatric surgery：Synthesis[J].Médecine Des Maladies Métaboliques，2014，8（6）.

重大传染病疫情下定点医院应急管理机制研究

（任毅 王敏）

随着我国经济的发展和疾病预防控制手段的增强，传统传染病发生率呈逐年降低趋势，但新发、突发重大性传染病却越来越多，这些新发、突发重大传染性疾病疫情严重危害了公众的生命健康[1]。新型冠状病毒肺炎疫情传染性强和致死率高，对社会造成重大损失。在面对重大疫情的应对措施中，定点医院成为抗击疫情的桥头堡和主要阵地。定点医院是政府卫生健康行政部门在发生重大传染病疫情时确定的医疗救治定点机构[2]。在重大疫情暴发后迫切需要一个快速反应、准确处置的应急管理机制来及时应对、妥善应对和有备应对重大传染性疾病，从而减少和避免疫情快速蔓延造成的重大损失和严重后果。因此，在重大传染病疫情等突发公共卫生事件中，定点医院对重大突发传染病的应急化管理至关重要，其不仅是传染病疫情防控的基础，同时也是提高救治手段和治愈率的重要保证。

1 重大传染病疫情下定点医院面临的主要问题

1.1 定点医院医疗资源严重不足

新型冠状病毒肺炎疫情暴发后，各定点医院出现了核酸检测能力不足和床位等医疗资源严重短缺的现象，从而导致患者错失早期救治的宝贵时间，致使病情恶化和疫情迅速蔓延。如疫情期间，武汉市发热人数剧增，陆续增加了多家定点医院，仍无法解决诊疗供需严重失衡问题，直到方舱医院的投入使用和社区隔离点的启用，定点医院的床位压力才真正得到缓解[3]。

1.2 定点医院收治患者的硬件不符

疫情期间，武汉市定点医院数量不断增加，但这些被征用的定点医院绝大多数并不是专门的传染病医院，有些医院甚至没有传染病科室。对于收治传染患者的医院来说，必须要满足"三区两通道"标准。"三区"是指清洁区、潜在污染区（缓冲区）和污染区，"两通道"是医护人员通道和患者通道[4]。在定点医院收治传染病患者时，必须严格按照"三区两通道"的标准进行院区改造和建设，才能避免医护人员和患者的交叉感染，确保医护人员的安全（见图1）。

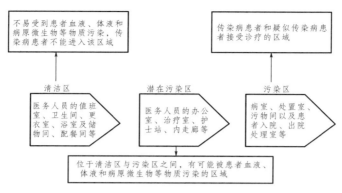

图 1 医院"三区"示意图

1.3 部分医护人员防控意识不足

新型冠状病毒传染力强、致死率高，医护人员如不做好防护措施，极易成为病毒感染者和牺牲者[5]。疫情初期，有大量医护人员被感染，感染原因主要是对病毒认识不足，缺乏相应的防控知识和措施。医护人员特别是非感染科人员对新型冠状病毒的强传染性认识不足，缺乏相应的防控意识，从而导致感染率急剧增加。而且，院内交叉感染人数的快速上升，极易加剧患者的恐慌心理。

2 重大传染病疫情下定点医院应急管理措施

重大疫情发生后，定点医院作为应对疫情的主要阵地，应首先成立以院长为首的应对疫情领导小组。该小组成员除院长和副院长外，还包括各科室、各职能部门负责人。领导小组对各个部门做好分工，明确岗位职责，加强疫情防控中的协调和沟通机制，并建立责任追究制度。在此基础上，由领导小组根据疫情的发展采取相应的紧急措施，如统一医护资源调配、快速改造病区和病房等措施（见图 2）。

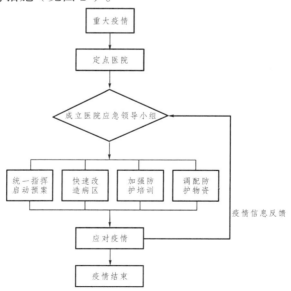

图 2 定点医院应急管理机制运行流程图

2.1 建立应急指挥系统，启动应急预案

重大疫情发生后，医院第一时间会面临床位紧张、检测设备不足的情况，必须建立统一的应急指挥系统。面对疫情的迅速发展和患者人数的急剧增加，定点医院应成立以院长为首的疫情应对指挥中心，协调院内资源并根据患者的就诊情况合理安排床位等医疗资源[6]。疫情中定点医院资源的调配，不仅仅是针对医院后勤部门，还包括院内各个科室、院外政府相关部门和同行医院等的共同协调。医院应事先制订应急管理预案，并在疫情发生后快速启动预案，让应急方案在各个科室和人员中迅速落实。应急指挥中心还可根据实际情况，做好患者区分，将有限的医疗资源集中用于重症患者，最大限度地为重症和危重症患者提供救治，并将轻症和无症状感染患者送至方舱医院等其他救治中心，这样不仅有助于提高重症患者的救治率和存活率，也大大缓解了定点医院床位等资源的压力[7]。

2.2 快速改造，尽快完成硬件设施要求

重大传染病疫情发生后，单靠几所传染病医院远远不能满足日益增加的患者需求，因此在短期内将非传染病医院迅速改造成具有收治传染病患者能力的定点医院具有重要的意义[8]。疫情期间，武汉很多定点医院本身并不是专门的传染病医院，不具备收治新型冠状病毒肺炎患者的条件，但因为疫情严重而又不得不临时改造。若改造不当或改造后不满足收治条件，将造成医护人员交叉感染等严重后果。因此，定点医院在改造过程中，应严格按照传染病防治医院"三区两通道"的标准实施，通过对医院院区的合理划分，将患者严格区分开来，同时实现患者和医护人员的通道分离，从而最大限度地保障医护人员安全，使其能够全力投入到救治中[9]。

2.3 积极培训，加强医护人员防护意识和手段

定点医院作为抗击重大传染病疫情的桥头堡，经常面对大量传染病患者，最容易成为易感人群的聚集区。如果不能有效做好医护人员防护意识的培训和指导，很容易发生医护人员的交叉感染。因此，在医护人员投入救治工作之前应积极对其进行防护知识的专业培训，加强其防护意识和防护手段[10]。防护知识包括传染病防护的分级标准、出入病房的流程、对待疑似或确诊患者的接诊和转诊流程等。防护手段包括口罩、护目镜、防护服等防护用品的穿戴方法，以及个人消毒方式和隔离措施等[11]。此外，定点医院应在平时做好相应准备，定期举行小规模的重大疫情处置演练，让全体医护人员从演练中巩固防护知识、增加防护意识，以便在疫情发生时能够从容应对。

2.4 调配防护物资以应对疫情

重大传染病疫情发生后，由于短时间内患者数量急剧增加，除了病床等资源出现瓶颈外，口罩、护目镜、呼吸机等防护物资往往也极度紧缺。因此，定点医院在平时可根据情况储备一定的物资，并建立稳固的供货渠道[12]。同时，医院要严格建立物资储存和调配制度，采取专人管理和负责制，集中统一保管和审批。管理人员按照要求进行物资的验收、核实、登记和入库，并建立疫情防控物资管理台账，定时报告疫情防控物资的储备和领取情况。在防控

物资的调配上，优先保障一线医疗救护人员和防控人员，使其能够在救护过程中不会因为防护物资短缺而有后顾之忧[13]。

3 小结

定点医院作为重大传染病救治的主要场所，在疫情发生时第一时间确诊、报告和救治传染病患者，对传染病早期疫情的防控具有重要意义。因此，只有不断加强定点医院应急管理机制建设，才能在重大传染病疫情发生时有效应对和妥善处置，确保人民群众的健康安全。

参考文献

[1] 李群. 我国新发传染病应对形势与任务[J]. 中华疾病控制杂志，2020，24（2）.

[2] 吴国安，魏丽荣，莫嫣娉，等. 重大传染病定点救治医院医疗应急管理机制与策略[J]. 中国医院管理，2020，40（3）.

[3] 丁宁，张玉，许栋，等. 基于疫情暴发地定点医院视角的新型冠状病毒肺炎防治实践与思考[J]. 中国医院管理，2020，40（3）.

[4] 王瑶，陈慧，林莉，等. 新型冠状病毒肺炎流行期间定点医院通道管理设计与实践[J]. 预防医学情报杂志，2020，36（10）.

[5] 李六亿，吴安华. 新型冠状病毒医院感染防控常见困惑探讨[J]. 中国感染控制杂志，2020，19（2）.

[6] 肖伟丽，阳靖，曾辉. 传染病定点医院应对突发公共卫生事件的应急管理实践[J]. 现代医院，2020，20（7）.

[7] 马楠，李盈，孙彩英，等. 新冠肺炎诊治定点医院危重症患者救治管理实践[J]. 中华医院管理杂志，2020，36（4）.

[8] 秦善春，宋巍，陶燕霞，等. 三级综合医院应急改造新冠肺炎定点医院的组织与管理[J]. 现代医院，2020，20（4）.

[9] 胡晓焱，杨琼秀，肖春桥，等. 新型冠状病毒肺炎疫情期间定点医院缓冲隔离病区的建立与运行[J]. 基础医学与临床，2020，40（6）.

[10] 严金二，严梦楠. 定点医院传染病应急救治能力建设探讨[J]. 江苏卫生事业管理，2018，29（5）.

[11] 郭丽萍，王莹丽，朱瑞芳，等. 武汉地区新冠肺炎定点医院感染防控工作的实践策略[J]. 中华医院感染学杂志，2020，30（8）.

[12] 李梅. 定点医院在新冠肺炎疫情中的应急管理探讨[J]. 科技与创新，2020，7（5）.

[13] 王颖，鲁志卉，王蕾，等. 新型冠状病毒肺炎定点救治医院医疗防护物资管理[J]. 护理学杂志，2020，35（9）.

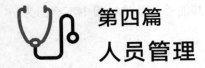

第四篇
人员管理

新时代医务社工与医药类院校大学生志愿者联动服务模式研究报告

（李宝赫）

党的十九大报告指出："要发挥社会主义核心价值观对国民教育、精神文明创建、精神文化产品创作生产传播的引领作用，把社会主义核心价值观融入社会发展各方面。"习近平总书记在全国教育大会上强调："要在加强品德修养上下功夫，教育引导学生培育和践行社会主义核心价值观，踏踏实实修好品德，成为有大爱大德大情怀的人。"而"奉献、友爱、互助、进步"的志愿服务精神正是社会主义核心价值观的有效载体。大学生逐渐加入志愿服务队伍中来，已成为志愿者队伍中不可或缺的组成部分。医学院校大学生不但是青年人中思想素质较高的群体，更具有专业性强和服务强的特点，是志愿服务过程中的重要力量。在新时代背景下，医学类大学更应该积极参加志愿服务活动，促进社会进步，以增强医学生的责任感和使命感。

1 医务社工与志愿服务关系的现状

1.1 医务社工的定义

医务社会工作者简称医务社工，是在医院和医疗卫生机构中为患者提供心理关怀、社会服务的专业社会工作者。医务社工作为现代卫生系统中不可或缺的专业型技术人员，他们与医师和护士有着显著区别。他们具有多重身份、扮演多种角色。他们是医师的帮手、护士的搭档、患者和家属的朋友、家庭的守护者、社区的组织者、其他专业型技术人员的协作者。他们运用社会工作的专业知识及价值理念，来帮助患者处理有关家庭、社会、心理、经济等方面的问题，改变了医院治疗身体疾病的传统模式，并为患者提供了非医学诊断与非临床治疗。

1.2 志愿者的定义

志愿者的定义是自愿进行社会公共利益服务而不获取任何利益、金钱、名利的活动者，具体指在不为任何物质报酬的情况下，能够主动承担社会责任而不获取报酬，奉献个人时间和助人为乐的人。1993年，志愿服务事业由共青团中央发起并实施，且受到了党和政府以及社会各界的高度关注。广大青年志愿者受友爱、奉献、进步、互助的志愿服务精神感召，纷纷投入到志愿服务的伟大事业中，为我国留下了珍贵的精神财富。

1.3 医务社工与志愿者关系的现状

早在19世纪末，由于工业化问题，部分西方国家建立起具有志愿服务性质的社会组织，但由于不断激化和升级的矛盾，问题的严重性已远超出志愿者的能力范围，产生了社会工作者这一职业。早在20世纪90年代，我国就出现了医务志愿者在医院为患者无私服务的场景。此外，在2000年的上海东方医院，医务社工作作为一个全新的社会工作部在此设立。这标志着上海乃至全国的医务社会工作从此翻开了崭新的篇章。但医务社工的发展过程并非一帆风顺，其中也显现出诸多问题，如志愿者服务时间无法保证、专业技能生疏、医务社工从业人员不足、服务资源匮乏等。

医药类院校的学生由于所学专业相近，在医务志愿服务方面具有显著优势，一是专业性强。医药类院校大学生志愿者有着扎实的专业基本功、娴熟的专业技能操作。在志愿服务过程中，他们能够将所学专业知识及技能运用到实践中去，不仅能够帮助患者减轻生理、心理上的不适感，还能协助医护人员更好地开展进一步的工作与健康宣传教育。二是服务性强。医药类院校的大学生在医务志愿服务中能够对服务对象的实际需求进行严谨分析与判断，从而更好地为其服务。建立健全医务社工与医药类院校大学生志愿者联动服务模式，两者各取所需、取长补短，将最大限度地发挥两者的优势，更好地服务于当今的医学模式。

2 医务社工与医药类院校大学生志愿者联动服务的意义

2.1 有助于促进医药院校学生积累提升专业技能

医院社工志愿服务活动可为医药类大学生提供专业技能积累提升的机会。在实践的过程中可以学习到更多的专业知识，发现自己与其他志愿者之间的差距，知己之短，及时纠正，相互学习，共同进步。

2.2 有助于医药类院校学生树立严谨的治学态度

医药类院校大学生在医务社工志愿服务中，可以增强对医学专业的热爱，不断巩固严谨的治学态度，发扬医者仁心的高尚品德。长期性、持久性的医务社工志愿服务也能够磨炼志愿者的意志，助其养成良好的处事态度。于医药类院校的大学生而言，严谨的态度、医者的仁心与渊博的专业同等重要，医务社工志愿服务有助于提高医药类院校学生严谨的专业素养与良好的职业态度。

2.3 有助于医药类院校学生建立积极心态

我国医药类院校本科阶段的人才培养，注重于基础理论的学习和研究，教师主要通过课堂教学来塑造大学生的健康人格。与此同时，社会实践活动对于当代大学生健康健全心理与人格的塑造则具有重要影响。医药类院校大学生借助医务社工志愿服务活动，为以后临床实习打下坚实基础，有助于培养医药类院校大学生互相关爱的团队精神、艰苦奋斗的拼搏精神以及助人为乐的仁爱精神，培养大学生集体观念、磨炼大学生意志品格、实现全面发展，对塑造其健康人格有着不可或缺的重要作用。

2.4 有助于医院文化的提升

以社会主义核心价值观为核心的医院文化是支撑医院持续健康发展的动力源泉，时刻体现出医院的公益性、以人为本和科学发展的精髓。而医学类院校大学生志愿者更是社会主义核心价值观的具体表现形式，在医院里推行医务社工和医学类院校大学生志愿者联动模式，大学生志愿者们热情、周到的服务既能消除患者对医院的陌生感，还能有效缓解门诊患者的焦虑情绪。在服务过程中，大学生志愿者传递爱心、传播文明，将人文关怀渗透到服务的每个角落，建立了一种和谐的就医氛围，能改善当前紧张的医患关系，提升医院的服务品质。

3 医务社工与医药类院校大学生志愿者联动模式的具体措施

3.1 模式的建立和管理

3.1.1 志愿者的招募

由医院确定招募志愿者的方式、范围、数量和志愿者素质要求。借助海报传单、网络平台、新媒体等平台进行志愿者招募活动的宣传，通过电话、互联网、高校对接等方式开展志愿者信息征集，并对已报名志愿者进行初步的筛选面试，选出符合条件的志愿者，建立志愿者档案，了解志愿者基本信息、服务意向及掌握的专业技能，据此设立志愿者岗位。在志愿者明确工作职责要求的前提下，就此进行相关的志愿服务，并对其开展服务的对象、时间和内容等具体情况进行详细记录，定期考核在岗职责履行情况。

3.1.2 志愿者的培训

一名合格的医药类院校大学生志愿者还需具备崇高的志愿服务精神、高尚的志愿者素质以及丰富的专业技能。医务志愿服务是一项专业性较强的长期工作，志愿者在参加志愿活动前需要参加相关培训。

（1）理论知识培训：主要包括对自身专业、志愿者服务相关法律法规的认识与了解，熟知医院的发展概况、医院文化、医院环境、医院科室设置、医院志愿者服务指南、文明礼仪等内容。

（2）实践技能培训：主要针对活动流程、活动注意事项及服务技巧。通过现场培训，志愿者与患者面对面接触，为患者提供帮助服务；在志愿服务过程中认识到自己的优势和短板，引导志愿者发现并放大自身优势，充分利用好这些优势，在学习中不断交流，共同进步成长。在服务过程中不断完善实践技能，在志愿服务体系中充分发挥医药类学子的独特优势。

3.1.3 建立志愿者激励和评估机制

确保志愿者基本的权利与义务得到保障，调动志愿者服务的积极性和主动性，从而保证志愿服务工作持续有效地开展。坚持精神奖励与物质奖励相结合的激励制度的原则，对优秀志愿者给予多方面的鼓励与认可。评估的主要内容包括志愿者对患者的服务态度、服务质量、服务效果并结合患者的反馈及时做出有效评估。同时评估也是一个双向的过程，在评估中进一步了解志愿者在服务中遇到的困难和问题，及时解决改进。

3.2 模式中主体的角色定位及主要任务

3.2.1 医务社工

医务社工是该模式的主导者，处于主导地位。工作的主要内容是联合医务人员和医药类院校大学生志愿者为患者及其家属提供专业性的服务；对医药类院校大学生志愿者团队进行指导和管理，同时协助医护人员来共同提高医务社工的专业水平。医务社会工作者具备多种身份，在具体实践的过程中应根据实际情况来切换。

3.2.2 医药类院校大学生志愿者

志愿者是从医药类院校中招募的具有医学背景的爱心学生服务临床、服务患者、服务社会。康复治疗学、护理学、医学心理学等专业的大学生志愿者在治疗疾病、健康保健、指导规范使用药物、安抚患者情绪等方面起到了良好的作用。探视住院患者，了解患者需求和感受等，可以及时为患者提供情绪管理、心理指导、答疑解惑和知识帮扶，并鼓励患者进行康复治疗、参与康复经验分享。此外，还可以向患者家属提供一定的疾病防治与健康生活主题教育。

3.2.3 医务人员

医务人员包括医院的医生、护士、行政人员等。他们主要运用专业的医学知识，为患者进行生理上的医学治疗，同时与医务社工、志愿者进行合作，为医务社工和志愿者提供患者的基本信息和病情及护理注意事项，对患者的需求进行评估，与医务社工和志愿者共同制订服务计划。

3.3 模式中主体之间的关系

合作：主要是医务社工、医务人员、大学生志愿者3个主体之间的相互合作，共同为患者及家属提供需求和帮助。

管理：医务社工对大学生志愿者进行规范化的管理，有助于大学生志愿者为患者提供专业化的服务。

指导：主要是大学生志愿者在医务社工的指导与督促下进行专业服务技巧，熟悉管理制度与服务模式，并感受到每个人的优势特长，从而最大限度地发挥个人优势，提供优质服务，提升志愿者服务水平。

互助：医务社工和大学生志愿者主要辅助医务人员开展治疗工作，医务社工可以为患者提供专业性的社会工作服务，大学生志愿者可以为患者提供健康性的医疗康复服务，这些服务在一定程度上弥补了医务人员不足的弊端，对完善医疗系统的服务体系起到了至关重要的作用。

4 医务社工与医药类院校大学生志愿者联动服务模式的特点

4.1 优化资源配置

当今医疗服务体系下，医务社工紧缺已成常态。医药类院校大学生志愿者的加入，不仅为医务社工注入了新鲜血液，在一定程度上填补了医务社工的人员不足，也壮大了医务社工的工作队伍，有效降低了医院的人力资源成本。一方面，减轻了医务社工的工作量，提高了工作效率，缓解了身心压力；另一方面，依托具有专业性的医药类院校大学生志愿者能够帮助医护人员解决医务问题，同时为患者及家属提供更加专业的服务，主要包括利于身体健康的医疗服务以及利于心理健康的社会工作服务。这些服务对优化资源配置和完善医疗服务体系起到了至关重要的作用，从仅仅关注患者生理向关注患者生理、心理、家庭、社会等多方面发展模式转变。

4.2 构建和谐医患关系

近年来，由医患关系恶化所致的恶性伤人事件层出不穷，医患关系紧张，势必对医疗服务体系产生诸多不良影响。此外，医务社工也面临许多挑战，这对医务社工的服务工作也提出了更多要求。通过建立有效的医务社工和医药类院校大学生志愿者服务联动机制，医药类院校大学生志愿者运用所学的医疗技术的相关知识，有利于分担医务人员的工作压力，有效提升患者就医体验与就医满意度，从而提高治疗效果，促进和谐医患关系，有助于形成具有中国智慧和中国特色的医疗志愿者服务体系。

4.3 提升医院文明形象

医药类院校大学生志愿者的介入，为患者提供了更优质的服务，有效缩短了患者的就诊时间，使患者的就诊流程更加顺畅，有利于患者对医院留下良好印象，增加了患者对医院的信任度，大幅减少了患者投诉。同时，医药类院校大学生志愿者的引入提高了志愿者素质。大学生志愿者通过助人实现自助，养成自觉服务的习惯，为人民服务，为社会服务。

4.4 搭建高校和医院合作平台

医药类院校和医院积极开展长期合作，使医药类院校大学生志愿者通过与医务社工的交流合作，将所学的专业知识应用到志愿服务活动中，在门诊大厅和住院部提供专业的服务工作。这种理论与实践相融合、教学与应用相贯通的新型方式显著提高了医务社工与医药类院校大学生志愿者联动服务模式的效果。

5 医务社工与医药类院校大学生志愿者联动中存在的问题

5.1 医务社工专业性有限

医务社工与医药类院校大学生志愿者联动服务模式的顺利开展，需要一支强大的社工专业队伍引领。目前虽部分医院已设立医务社工部门，专门针对患者的心理和社会等方面提供专业的服务管理，但是现有的专业人员数量还是无法满足需求。医务社工的专业性主要受两方面因素的影响：一方面，目前全国各大高校开设医务社工专业的相对较少，而且社工专业学生对于医务社工领域较为陌生，学生在校期间很少有机会接触到关于医务社工的知识和技巧。另一方面，医务社工的发展相对缓慢，设有医务社工的医院不多，且没有规范的规章制度和相应的培训机制。因此，医务社工专业性较弱，在指导志愿者团队的能力上有所欠缺，甚至由于人员不足，难以管理和维持志愿者团队。

5.2 社会认知度不高

在我国，医务社工起步晚，发展缓慢，大多数人对于医务社工职业了解颇少，甚至不知道医务社工这一职业的存在，以致医务社工开展服务工作时进展并不顺利。很多人对社工与志愿者的区别仍不清晰。医务社工在医院的影响力甚微，主动求助或由医护人员转介的服务对象甚少，通常需要社工主动寻找有需求的服务对象。

5.3 医院抵触联合服务

在传统的医疗思维影响下，医院只需负责治病，忽视了患者的心理和社会状况。对于医疗领域的社会服务工作，医院的接受程度较低，多数医院对于医务社工的介入持有抵触或者抗拒心理，因此医务社工与医药类院校大学生志愿者联动服务模式难有平台提供试验来探索模式的发展。

5.4 政府支持有限

目前医务社工职业发展缓慢，政府专项服务较少，相关政策、指导以及规范医务社工工作的规章制度，一切都仍处在摸索之中；医务社工与大学生志愿者资源两者难以有效整合，联合服务领域的发展相对缓慢。

5.5 规章制度不完善

建立健全的制度体系，对于医务社工、志愿者以及医务社工与志愿者联动服务有着至关重要的作用。但该模式存在的根本问题是规章制度不完善，主要包括医务社工的规章制度不完善、志愿者服务工作规章制度不完善、联合服务规章制度不完善3个方面。

6 医务社工与医药类院校大学生志愿者联动模式进一步发展的对策

6.1 提高医务社工专业人才培养

医务社工在与医药类院校大学生志愿者联动服务过程中，占据主体地位，因而提高医务社工整体的专业素养至关重要。医务社工在我国大多是由医务工作者和医院行政人员转型而来的，他们有着丰富的临床工作经验，但缺乏一定的医务社工专业技能，为补足专业知识的欠缺，要强化对于医务社工专业知识及专业技能的培训力度，进一步提高医务社工的专业素养。

6.2 加大联动服务模式的宣传力度

志愿服务作为其中重要的组成部分，主要以网络媒体及线下活动等多种渠道为载体，采用线上线下结合的手段进行宣传，有助于拓展志愿文化在社会、医院以及大众中的影响范围，进而提高医务社工与医药类院校大学生志愿者联动服务模式在广大群众心中的认知。

6.3 提升联动服务的影响力

扩大医务社工与医药类院校大学生志愿者联动服务的覆盖范围，以高校为后方补给，加强合作，从而源源不断地吸纳具备医学专业及文化背景的优质大学生参与志愿实践服务活动，针对参与的志愿者开展专业培训，强化其专业技能，使其能够投身到更多的志愿服务项目中。医院给予患者真切的人文关怀，能提高医院的形象，加强医院同其他部门的互动交流与协同合作，使越来越多的医务工作人员加入到对患者身心关怀的联动服务中来，并对此给予鼓励与支持。

6.4 完善志愿服务模式的管理体制

创新志愿服务模式管理方式，以互联网为载体，建立志愿者服务模式管理平台，随时掌控医务社工和志愿者的服务信息及动态，提高效率；加快健全志愿服务模式培训机制，鼓励引导更多的医务社工投身到对医药类大学生志愿者的培训服务中，加强交流，从而增强培训效果；重视对志愿者的激励，对志愿者进行物质奖励的同时，借助网络平台或高校和医院的宣传栏对其优秀事迹进行广泛宣传，发挥志愿者服务的模范带头作用；丰富服务内容和服务形式。增设服务项目和服务类别，使其具备更强的代表性与吸引力，提高志愿服务的适用性与可行性，更好地落实志愿联动服务模式。

7 结论

综上所述，医务社工与医药类院校大学生志愿者的联动服务模式的有效开展，能在辅助医护人员开展治疗的同时为患者提供医疗和非医疗技术方面的服务，提升患者的就医体验。整合社会多方资源，综合医务社工与医药类院校大学生志愿者双方特有优势，极大地节约了社会成本，满足了人们对健康生活的追求。

"医养结合型"职业护理员的培育——以泸州市为例

（万美君　廖秋云　徐靖寒）

我国人口老龄化进程不断加快，2020 年全国 60 岁以上老年人数量增加至 2.55 亿左右，占全国总人口之比提升到约 17.8%[1]，老年抚养比约为 28%[2]。尽管党的十八大以来，党中央出台了许多加快发展养老服务业的政策措施，2019 年政府工作报告也要求不断完善养老服务体系[3]，《国务院办公厅关于推进养老服务发展的意见》也提出要"提升医养结合服务能力，促进农村、社区的医养结合"[4]，但即使这样，养老服务行业仍存在有效供给不足，发展不均衡等问题。

当前，国内学者对护理员现状进行了相关调研，并从职业素养、学校、社会等多个方面提出了如何培养"医养结合型"职业护理员和提升护理员各项能力的方法，但研究职业护理员再教育问题的确较少。2014 年 7 月，国家民政部和发展改革委员会将泸州市确定为全国首批养老服务业综合改革试点城市。泸州是四川全省唯一入选的地区，因此研究泸州市"医养结合"的发展具有重要的意义：一方面有利于推进自身试点工作的开展，另一方面可为四川省养老事业改革提供经验。[5]虽然泸州市已有的与正在建设的医疗与养老资源相对较丰富，但是关于泸州市医养结合护理员的研究却不足。本文将以泸州市为例，从职业护理员的培养和再教育两个方面来研究培育职业护理员的方法和路径。

1 "医养结合"的概念及其相关内容

1.1 "医养结合"的概念

"医养结合"就是指在养老过程中可以进行快速有效的治疗，达到有病治病，无病养老的养老模式。[6]其主要是将医疗与养老的相关资源进行整合，把两者有效地结合起来，最终实现社会资源的充分利用。

1.2 医养结合的服务对象

医养结合养老服务的对象，广义上包含全体老年人；狭义上主要包括慢性病老年人、残障老年人、体弱易病老年人、大病初愈老年人、癌症晚期及临终者等，而不仅仅是生活不能自理的老人医疗服务需求者[4]。

1.3 医养结合的服务内容

医养结合模式下的"养"，不仅指为老年人提供基本生活需要的传统养老服务，还包含精神慰藉、老年文化等更高层次的需要；"医"是指要重视老年人健康医疗服务需求，如医疗服务、康复保健服务、健康咨询服务、健康档案服务、身体检查服务、诊断、治疗及护理服务、大病康复服务以及临终关怀服务等。[4]

1.4 医养结合的护理模式

目前，医与养结合的模式主要有 3 种：一是在医疗机构中增加养老服务；二是将部分医疗机构转变为医养结合型养老机构；三是在养老机构中增加医疗服务或增设医疗机构。

1.5 养老护理员的概念

医养结合型的养老护理员，是指能为老人提供日常照料、疾病护理、心理护理等常用护理技术的、有爱心的、有职业素养的，并对社会做出贡献的人。

2 泸州市"医养结合型"养老护理模式发展现状

2.1 泸州市积极推进医养结合养老服务

据文献资料所述，泸州市医养结合养老服务发展情况较为乐观，当地政府牵头成立了泸州医养结合养老服务机构，将传统的养老服务与医疗养老进行融合，在一定程度上提高了老年人的生活质量。[7]当前，泸州市公办养老服务机构有 134 家，民办养老服务机构为 69 家，合计 203 家，这些养老机构中大部分都不同程度地开展了医养结合试点工作。

2.2 "医养结合型"护理资源不均衡

护理资源不均衡包括护理水平不均衡和护理员数量不均衡。泸州积极推进医养结合养老服务模式的发展，但不同的机构在护理水平和护理员数量方面存在较大差异，当前护理资源仍不均衡。

从护理水平来看，只有个别医养结合机构的护理水平较高，大部分医养结合机构的护理水平还有待提高。目前，泸州市医养结合养老护理专业化程度较高的机构是普贤小蚂蚁康养中心，该中心的护理人员都经过了外部的系统培养和内部的专业培训。但泸州市其他医养结合机构或者特困人员供养服务机构中护理人员的护理知识缺乏，专业素质不高，护理水平有待提高。

从护理员数量来看，泸州市大部分机构护理人员较少，数量资源不均衡。根据泸州市 2019 年 9 月的调研资料显示，江阳区养老机构从业人员为 73 人，入住人数为 874 人，其比值约为 1：11.9；龙马潭区养老机构从业人员为 37 人，入住人数为 437 人，其比值约为 1：11.8；纳溪区养老机构从业人员为 49 人，入住人数为 419 人，其比值为 1：8.5；泸县养老机构从业人数为 120 人，入住人数为 2 161 人，其比值为 1：18；合江县养老机构从业人员为 108 人，入住人数为 1 394 人，其比值为 1：12.9；叙永县养老机构从业人员为 69 人，入住人数为 742 人，其比值为 1：10.7；古蔺县养老机构从业人员为 78 人，入住人数为 737 人，其比值为 1：9.5。可见，整个泸州市养老机构工作人员与供养老年人人数比值最低的为泸县，最高的为纳溪区，多数机构中 1 位护理人员至少要为 10 位老人提供服务，有的甚至达到 1 位护理人员需要服务 20~30 位老人。

2.3 专业知识水平较低

泸州市相关调查资料显示，泸州市养老护理员文化程度偏低，护理知识多来源于生活经验，在参加过培训的人群中，培训少于 2 周的人占大多数；护理员持证上岗率低，无证书的护理员占调查人数的一半，在有证人群中，大部分也只持有初级护理员证书；从知识结构来看，与养老护理员应具有的知识结构相差甚远，医疗、心理、健康教育知识所占比例均未达到 10%[8]。由此可看出，泸州市养老护理员的专业水平低，养护知识缺乏，高素质人才供给量与需求量不成正比。

3 "医养结合型"养老护理员所应具备的条件

3.1 专业知识条件

3.1.1 具备医护知识

养老护理员的服务对象是全体老年人，这就要求护理员能对自理、半自理、失能老人提供日常照料和疾病护理，对临终老人进行临终关怀。因为某些疾病具有突发性，而老年人由于身体机能下降，不能应对突发疾病，所以护理员除了要掌握基本的护理知识，还要具备处理常见病和突发病的能力。在日常生活方面，护理员需要监督老年人遵医嘱，制定老年营养与膳食谱，引导老年人做康复保健训练等。在临终老人的护理方面，要多给老人翻身，预防压疮，保持口腔、皮肤、衣物清洁，与医护人员密切配合，减轻疼痛和精神压力。

3.1.2 具备心理学知识

由于身体健康状况及生活能力下降，老年人的情绪也会变得不稳定，易怒易躁，甚至患上抑郁，尤其是疾病治疗中的老年人和临终老人，要承受来自身体和心理的双重压力，极易因心理障碍导致疾病加重，甚至产生自杀的倾向。所以，养老护理员要具备一定的心理学知识，善于与老年人沟通，能为其提供心理咨询及疏导服务，从而改善老年人的身心健康，使其安享晚年。

3.1.3 具备社会工作知识

社会工作的主要作用是解释人产生某种行为的原因及社会化的过程，并确定受助者产生问题的原因及性质，进而根据受助者对自身行为与社会问题形成的原因和性质的解释，来提出一套能实现目标的社会工作方法、技巧及模式。[9]可见，掌握社会工作的专业知识，有助于护理员理解老年人的一些行为，如唠叨、焦虑、暴躁等，从而确定老年人需要什么样的护理，然后提供有针对性的服务，提高护理质量。

3.2 综合能力条件

养老护理是一项极具技巧性的工作。老年人的身体、感官、记忆力、语言表达和理解力均出现不同程度的退化[8]，并对自身问题难以表述清楚，这就要求养老护理员具有敏锐的洞察力和判断力，能及时发现老人的问题，应变不同的情形。养老护理还是一项任务重、难度大、时间长的工作，长期重复工作的疲惫感以及老年人的不理解、不配合，在一定程度上影响着养老护理员的情绪；同时护理员情绪的变化又会影响护理的质量，还会影响其是否离职。所以，养老护理员需要有良好的自我调节能力，能保持稳定的情绪，妥善处理各种突发情况。

3.3 社会认知条件

受传统观念的影响，很多人认为养老护理就是一个伺候老年人、毫无技术含量、只用蛮力就可以完成的工作，因此，护理员给人一种低人一等的感觉。加上照顾老人的工作较苦，尤其是照顾失能老人，每天都要处理尿、便，所以高素质人才从业意愿较低。正在从业的护理员本身对这个工作也没有很高的热情，甚至存在偏见，因此离职率也很高。可见，除了要求养老护理员要有较高的职业素养、职业认同感，也希望政府能出台相应政策给予养老护理员相应的福利和补贴，培养社会对养老护理的认同感。

4 培育"医养结合型"职业护理员的措施

4.1 职业护理人才的培养

4.1.1 利用高校及职业院校的专业优势，培养复合型人才

泸州不仅拥有一所医学高等教育院校和两所中等医学教育学校，还有其他大专院校及职业院校，可以为泸州职业护理员的培养提供保障。其中，西南医科大学的医学人才培养水平在西南地区颇具影响力，自建校以来，已培养各类医学人才 10 万余人[10]。从泸州市高校及职业院校专业设置来看，可新增老年护理专业，开设相关医学课程，如老年学、老年营养学、老年护理与管理学、老年康复学、临终关怀等相关性较高的课程，培养专业的老年护理人才，提高老年护理质量。

4.1.2 医院实习与养老机构实习相结合，提高实践能力

泸州市各高校及职业院校培养的老年护理专业的毕业生可以到医院和养老机构实习，提高实践能力。在医疗机构轮科室实习，强化学生对理论知识的理解与运用；在养老机构实习，巩固和强化学生的理论知识，同时提高学生的老年照护技能、人际沟通和协调能力、心理疏导能力等，也使学生对自身职业发展有更清晰的认识。

4.2 在职护理员的继续教育

4.2.1 建立联动机制

（1）校企联动。医养结合机构可以与高校及职业院校建立联动合作关系。第一，通过联动机制提升护理员的职业能力。泸州各高校可以通过开发课程和职业再培训等方式对在职护理人员进行直接的继续教育培训。从开发课程的角度来看，目前网络上关于养老护理的课程比较少，中国老龄事业发展基金会建设的远程培训中心网站也处于初创阶段，开设的课程较单一，所以校企可以合作开发相关课程，利用现代信息技术，建成精品网络课程，实现资源共享，拓宽再教育途径。从职业再培训的角度来看，高校及职业院校可选派医护相关专业和人文专业的教师到机构去考察，根据考察情况，设计培训课程，分层次，有梯度地进行专业知识培训；机构也可以根据发展需要，分批、分层次选送护理员到学校接受相关知识技能的培训。第二，通过联动机制提升护理员的培训能力。护理员的工作经验比较丰富，对机构内老年人的情况也更为了解，可根据护理员的工作情况，培养护理员独立开展培训的能力，如每层次选取 1~2 名较优秀的护理员，由开始的专业教师辅助护理员开展培训，逐渐过渡到完全由护理员独立培训。这样把理论知识与护理员的护理经验相结合来开发相应课程，一方面能使培训课程更具有实用性，另一方面也能为机构节省请培训人员的费用。

（2）医企联动。医企联动即医院、医养结合机构与养老机构之间进行人员的交流。机构内的护理人员可以去综合性医院跟着资历较深的护士学习，从而得到一对一或多对一的医护指导；综合性医院的医护人员可以进入机构锻炼，一则利于了解机构内老年人的健康和护理情况；二则可以对机构内的护理员开展包括疾病的诊断、预防和相应治疗方面的医护指导。通过医企联动合作，医院可以及时了解机构内各类型疾病的发病状况，从而更有针对性地开展教育和宣传；养老护理员也能够借助专业医护人员的力量，学习到更多专业性的医疗护理方法和技巧，同时为相关医疗卫生政策的制定提供建设性的意见。

（3）企企联动。医养结合机构可以和国内发展比较好的"医养结合"机构建立联动合作机制。泸州市的护理员可以去更专业的机构学习相关知识，去专业的养老机构参观实践；专业性的护理员也可以到泸州市的养老机构对护理员进行相关理论知识的讲授，然后参观当地的养老机构，对养老机构的发展和养老护理员的教育提出建议。双方可以共同举办护理技能大赛，一方面激发护理员学知识、练技术的兴趣；另一方面可以推进双方护理员的技术交流与进步。

4.2.2 知识技能培训

调查显示，泸州市在职养老护理员中多数未接受过正规培训，且培训缺乏连续性[4]，要提升护理质量，就必须注重相关知识和技能的培训。

（1）加强医护知识培训。在医护知识方面，根据护理员的职能分工以及技能水平，结合老年人的身体健康状况开展培训。对专门照顾有自理能力的老年人的护理员，可开设基础诊断学、药理学、现场救护学、老年营养学、健康教育学等培训课程，提升护理员应对突发事件和发现老年人异状的能力，同时能有效地对老年人进行健康教育，提升老年人的自护能力；对照顾半自理和失能老人的护理员，可开设康复学、康复功能评估学等理论课程，以及对长期卧床老年人进行翻身预防压疮，对失能老年人进行特殊口腔护理、海姆立克急救法等方面培训的实践课程；对照顾临终老人的护理员，可开设临终护理、临终关怀等培训课程，通过缓解老年人身体上的病痛，排解老年人的心理压力和消极情绪，减轻其对死亡的恐惧，从而提高老年人的临终生活质量。

（2）加强心理学知识培训。在心理学知识方面，开设护理心理学、心理伦理学、老年人际沟通等培训课程，学习沟通技巧，提升开展心理疏导的能力，引导老年人正确看待身体机能的变化，对生活充满信心和希望。对于临终老人，给予更多的心理关怀，帮助他们正确认识死亡这一生理过程，减轻对死亡的恐惧。

（3）加强社会工作知识培训，在社会工作知识方面，除开设社会工作相应的课程外，还应开展社会实践及培训课程。经过专业化学习的社会工作者具有扎实的理论知识和丰富的社会实践知识，通过培训将社会工作的价值理念更形象地传授给护理员，在这些价值理念的指导下，护理员可以更好地开展护理工作，让老年人感受到温暖与关怀。社会工作者的价值理念主要表现在以下几个方面：一是接纳；二是个别化；三是尊重；四是案主自决；五是助人自助。从以上价值理念中可以凝练出两点，即尊重和以人文本。尊重，强调护理员要尊重老年人，理解他们的心理和生理需要，同时站在社会的层面，指出老年工作的重要性，引导护理员改变传统观念，树立职业认同感；以人为本，更多指的是"人文关怀"，强调的是护理员要学会倾听，了解老年人真正所需要的服务和帮助，用关怀和尊敬的态度对待老年人的需求，尤其是对待临终老人，要鼓励他们说出对死亡的顾虑和担忧，说出自己的想法和愿望，从而根据老年人的具体情况，更好地开展临终关怀。

4.3 树立职业认同感

人员的流动主要还是来自自身的认识，部分人认为护理行业社会地位低，容易被人看不起。要稳定人员，减少流动，就要培养养老护理员的职业认同感和社会责任感。"医养结合型"养老护理模式作为一种新型事物，是社会需求的结果，政府、媒体等要多做宣传，引导社会正确认识老年护理工作；在培训中也要将职业认同感加入其中，要让养老护理员认识到自身职业的重要性，培养敬业精神。

4.4 设立相应补贴，吸引和留住人才

目前，养老护理员短缺，工作比较累、福利待遇较低。因此，要逐步提高养老护理人员的薪资待遇，完善养老护理的职业发展规划，吸引人才，留住人才。学校可设立奖助学金，鼓励学生毕业从事护理工作，也可采取定向培养的模式，把经过正规培养的毕业生输送到委托地的养老机构服务；政府可以加大财政补贴，给予一定优惠和倾斜政策；养老机构要建立公平的薪酬体系，提高养老护理员的待遇。

5 结语

医养结合型养老护理模式的发展，对养老护理员的培养规格和质量提出了新的要求。为适应现代医学模式，推动养老护理向生物-心理-社会医学模式发展，提高护理质量，就需要

建设一支职业护理员。而护理员的培养和再教育是一个长期的过程，除了培养复合型人才，建立联动机制，开展专业知识培训等措施，还需要政府和社会共同出力。

参考文献

[1] 郝凯军.山东省优抚医院医养结合业务与入住老年人现状研究[D].济南：山东大学，2018.

[2] 国务院办公厅.国务院办公厅关于推进养老服务发展的意见[EB/OL].（2019-04-16）[2019-11-18].http：//www.gov.cn/zhengce/content/2019-04/16/content_5383270.htm.

[3] 中华人民共和国中央人民政府网站.十三五国家老龄事业发展和养老体系建设规划[EB/OL].（2017-03-06）[2019-04-11].http：//www.gov.cn/xinwen/2017-03/06/content_5174100.htm.

[4] 卿粼.医养结合机构养老服务成本的统计分析和建议[J].企业改革与管理，2017（4）.

[5] 罗黎媚.社会治理视域下"医养结合"养老服务模式构建与实证研究——以泸州市为例[J].改革与开放，2017（19）.

[6] 李虹林.老龄化趋势下的泸州市养老模式与设施规划研究[D].绵阳：西南科技大学，2016.

[7] 雷蕾.医养结合型模式下养老护理员老年护理相关知识掌握现状分析[J].世界最新医学信息文摘，2019，19（17）.

[8] 贾艳.温馨提示卡在特需病房护理中的应用[J].临床合理用药杂志，2017（22）.

[9] 周若白.综合性养老机构的功能性研究——以台湾长庚养生村为例[D].武汉：武汉理工大学，2018.

[10] 黄显官，王敏，郑远秀，等.建设川滇黔渝结合部康健医疗中心的深度研究[J].经济研究导刊，2016（6）.

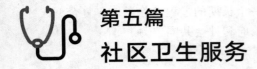

第五篇
社区卫生服务

家庭医生签约服务现状分析

（宁南 吴光丽 曹净植 迟梦雅 洪丹丹 谷昕）

2016 年中共中央国务院印发《"健康中国 2030"规划纲要》（国医改办函〔2016〕96 号）明确提出：完善家庭医生签约服务，全面建立成熟完善的分级诊疗制度，形成基层首诊、双向转诊、上下联动、急慢分治的合理就医秩序，健全治疗—康复—长期护理服务链。近几年来，虽然我国的家庭医生签约率逐年提高，但很多地区像农村、边远地区、对口帮扶地区等都存在只注重签约率而轻预约率的现象。家庭医生签约服务是一种新型的卫生服务理念，家庭医生作为基层医疗卫生服务机构开展工作的主体，更加注重为居民提供持续、科学、合理的医疗服务，不仅有利于满足居民多样化、多层次的医疗需求，更能够促进医疗资源下沉，从而有利于解决我国医疗资源分配不合理的问题。家庭医生签约服务在治疗疾病、预防疾病等方面发挥了重要作用，而且在转变基层医疗卫生服务机构服务方式、服务内容，由原来的被动服务模式转变为现在的共同参与模式等方面也发挥着至关重要的作用。

1 资料与方法

1.1 一般资料

本研究选取 G 省 H 社区居民展开研究。在参与本次调查的社区居民中，女性 110 人（占 45.08%），男性 134 人（占 54.92%）；年龄以 21~40 岁为主，有 113 人（占 46.31%）；文化程度以初中及以下为主，有 106 人（占 43.44%）;医保形式以新农合为主,207 人（占 84.84%）;人均月收入以 1 001~2 000 元为主，有 143 人（占 58.61%）；每年的医疗支出以 500~1000 元为主，有 131 人（占 53.69%）。

1.2 方法

本研究采用调查问卷的方法，通过对社区已签约家庭医生服务的居民进行问卷调查，共发放问卷 260 份，回收 244 份，问卷有效率为 93.8%。

1.3 统计处理

采用 Excel 软件对所得数据进行统计分析，计数资料以率（%）表示。

2 结果

2.1 社区居民家庭医生签约情况

本社区共有 1 505 户，签约 1 018 户，未签约 487 户，其中包括外出务工人员，签约率达到 67.7%。在此次调查中，所选取的社区居民签约人数为 235 人，占调查人数的 96.3%。

2.2 社区居民家庭医生服务利用情况

调查结果显示，调查对象对于服务项目的利用程度排名前三位的分别是免费体检 168 人（占比 68.85%）、常见病与多发病的诊治 142 人（占比 58.2%）、免费建立健康档案 109 人（占比 44.67%）。人们对于服务项目的利用程度只限于基本的医疗服务和公共卫生服务，对于个性化服务的利用程度较低（见表 1）。

表 1　社区居民家庭医生服务利用情况

变量	选项	人数	比例
利用情况	常见病与多发病的诊治	142	58.2%
	社区现场应急救护	24	9.84%
	双向转诊绿色通道	32	13.11%
	中医适宜技术服务	58	23.77%
	免费建立健康档案	109	44.67%
	0~6岁儿童预防接种	31	12.7%
	孕产妇健康管理服务	16	6.56%
	免费体检（身高、体重、血压/糖/脂）	168	68.85%
	24小时免费电话咨询	14	5.74%
	预约上门服务	7	2.87%
	用药指导	56	22.95

2.3 社区居民未预约家庭医生服务的原因

近几年来，我国的家庭医生签约率逐年提高，但很多地区都存在只注重签约率而轻预约率的现象。结果表明，家庭医生的预约率还是很低，甚至有 224 人（占比 91.8%）从未预约过家庭医生，预约家庭医生 4 次以上的仅有 5 人（占比 2.05%），给家庭医生签约服务带来了一定的消极影响。居民未预约家庭医生是由家庭、家庭医生、社区、国家等多方面因素造成的。

主要原因有对家庭医生提供的具体服务内容不够了解的 74 人（占比 30.33%）、对家庭医生的技术表示怀疑的 151 人（占比 61.89%）、医疗设施设备简陋的 98 人（占比 40.16%）、药品种类及数量较少的 113 人（占比 46.31%）、报销流程复杂的 51 人（占比 20.9%）、社区医疗环境差的 56 人（占比 22.95%）、转诊手续烦琐的 48 人（占比 19.67%）、随访不及时的 49 人（占比 50.08%）、不能提供线上服务的 122 人（占比 50%）、不能自由选择家庭医生的 133 人（占比 54.51%）（见表 2）。

表 2　社区居民未预约家庭医生的原因

选项	人数	比例
对家庭医生提供的具体服务内容不够了解	74	30.33%
对家庭医生的技术表示怀疑	151	61.89%
医疗设施设备简陋	98	40.16%
药品种类及数量较少	113	46.31%
报销流程复杂	51	20.9%
社区医疗环境差	56	22.95%
转诊手续烦琐	48	19.67%
随访不及时	49	50.08%
不能提供线上服务	122	50%
不能自由选择家庭医生	133	54.51%

3　讨论

3.1　家庭医生技术水平有待提高

家庭医生的技术水平较低是影响居民签约以及签约居民预约看病意愿的重要原因之一。目前，我国全科医生的整体技术水平有待提高。国家卫生健康委员会统计信息中心的调查数据显示，我国全科医生的学历以大学本科和大学专科为主，职称以初级和中级职称为主。另外，医患之间对于医学知识的不对称关系且医生处于信息优势的一方，与病人的沟通较少，很多患者在就医时盲目听从医生的建议，有时候因患者个人原因导致预后效果不理想，患者就会把所有的责任推卸到医生身上。

3.2　信息化滞后，影响居民预约意愿

不能提供线上服务也是影响居民预约意愿的原因之一。预约医生主要以电话预约和去医院当面预约为主，医生对于现代互联网的利用程度不够；因社区医生少、任务重所以经常会出现医生忘记有病人预约的现象，以致延误了病情，加重了患者的经济以及身体负担。医疗

信息资源共享难以实现，对于在外务工的签约居民来说比较麻烦，会影响在外务工的签约居民的续签意愿。

到目前为止，社区家庭医生签约主要以线下签约为主，未建立家庭医生线上签约服务平台以及家庭医生与签约居民的交流互动平台，医疗信息资源不能互联互通，医疗信息难以实现共享，在一定程度上形成了"孤岛现象"，给签约工作带来了不便。

3.3 签约存在强制性，随访方式较单一

受以往自由就医模式的影响，家庭医生签约就医模式在短时间内难以改变，居民因不熟悉社区指派的家庭医生，担心延误病情从而降低了预约意愿。本社区的家庭医生签约以面对面的线下签约为主，一般由社区指派家庭医生直接与居民进行签约，居民没有自由选择自己熟悉的家庭医生的机会，这也是导致居民不信任家庭医生的一大重要原因。

家庭医生随访不及时也会影响居民的预约意愿。本社区内家庭医生团队的筹资方式比较单一，缺少专项基金的投入，加之工作量大、任务繁重等造成很多医生不愿意加入家庭医生团队；在随访形式方面，主要以上门随访为主，随访形式较单一，很多医生出于安全考虑，并不愿意对居民进行回访。

3.4 社区配备不足，宣传力度不够

社区卫生服务中心的医疗设施简陋、药品种类及数量较少，主要是为满足常见病及多发病等的诊治，社区内基本医疗设施设备以及基本药物储备能力不足。没有用于治疗慢性病的设施设备，对于治疗慢性病的药物储备较少，社区内有慢病的居民在生病时还是会选择去大医院诊治。

尽管大部分居民已经与家庭医生团队进行签约，但其对家庭医生签约服务具体的服务项目以及内容都缺乏相应的了解，签约居民处于被动签约的状态。在本次调查中发现，大部分居民都是通过亲朋好友或医务人员介绍等途径了解到有关家庭医生签约服务的内容。虽然目前对家庭医生签约服务进行了一定的宣传，但宣传面相对较窄，对签约服务的具体内容的介绍不够深入，而且宣传途径主要包括报纸、医务人员及亲朋好友的口口相传等，对于互联网的利用程度不高。但由于医务人员数量相对较少、亲朋好友对于签约服务的认知较低，居民对签约服务的认可度不高。

基金项目：本课题"基于 IFOC 模式社区家庭医生服务平台构建研究"受到四川省教育厅人文社会科学重点研究基地——西南医科大学"四川医院管理和发展研究中心"资助，SCYG2019-38；本课题"基于 PDCA 的家庭签约精准健康管理服务模式研究"受四川省教育厅人文社会科学重点研究基地——西南医科大学"四川医院管理和发展研究中心"资助，SCYG2019-11。

参考文献

[1] 黎黎,郑张伟.推进家庭医生签约服务的现状及建议[J].世界最新医学信息文摘,2019,19（51）.

[2] 肖蕾，张太慧，张雅莉，等.分级诊疗视角下家庭医生签约服务"签而不约"的原因及对策研究[J].中国全科医学，2018，21（25）.

[3] 高和荣.签而不约：家庭医生签约服务政策为何阻滞[J].西北大学学报（哲学社会科学版），2018，48（3）.

[4] 郑研辉，郝晓宁，刘志，等.北京市基层居家医疗护理服务供给现状分析[J].卫生经济研究，2020，37（2）.

以社区为支撑的医养结合养老服务模式优化研究报告

（李冰 谷满意 喻涛 刘宇 杨冬琼 田雨 梁冬梅）

专题一 以社区为支撑的医养结合养老服务模式现状研究

1 以社区为支撑的医养结合养老服务模式的理论基础和实践形式

1.1 社区在医养结合中的功能定位

1.1.1 社区

腾尼斯（1887）首次将这种社会生活形式概括为"社区"，相对社区以外的社会而言，社区是一个有共同价值观念的同质人口组成的关系密切、守望相助、富于人情味的社会团体，人们在那里与伙伴一起，休戚与共，同甘共苦。20世纪后城市化和市场化的飞速发展，社区的不同特质充分地显现出来，社区研究的主题迅速增多，已经延伸到了今天社区研究的所有领域，涉及了互动过程、团体、社会系统、地理空间、意识和态度、生活方式、目标和过程、市场等内容，各种研究中唯一完全相同之处就是社区是由人组成的。乔治·希拉里在综合比较了94种社区概念时发现，地理区域、共同关系和社会互动是社区的3个基本特征。联合国1955年的《经由社区发展促进社会进步的报告》中提出的10项原则基本上也是围绕着这3个基本特征展开论述的。

1.1.2 社区研究

在社区研究中，主要有以社区最基本的构成单位为主题的研究（人、地理）、以社会互动为主题的研究（行动、冲突）、以共同关系为主题的研究（文化、权利、社会体系）以及以功能为主题的研究。结合本课题的研究主题，本部分主要选取社区研究中以功能为主题的研究，主要做功能方面的文献综述，总结社区的主要功能作为参考。

1.1.3 社区的功能研究

人类之所以选择社区生活的聚居方式，是因为人们可以通过与社区的合作得到若干的利益和保障，这个目的的实现就是功能的实现。以功能为主题的研究可以分为两大类。

（1）经验性的分类研究。这是一种从现象到结论的认识方式，并不追求严谨的逻辑推导，简单实用。比如于显洋教授就把社区的功能分为一般功能和本质功能，一般功能包括经济功能、政治功能、教育功能、卫生功能、福利和服务功能、娱乐功能和宗教功能7类；本质功能包括社会化功能、社会控制功能、社会参与功能、社会互助功能4类。

（2）功能主义的功能研究。对社区功能的研究一旦上升到社区生活的整体性原则和方法的层面，功能主义的研究特质就凸现出来了。功能主义的研究致力于发现一般规律，并依据规律性认识解释具体问题。按照这个标准，社区研究的功能主义的理论包括两大类：一类是以英国的马林诺夫斯基和布朗为代表的人类学功能学派。马林诺夫斯基强调社区文化和社会事项的核心地位，创立了社会分层理论、需求理论等，他所确立的田野工作方法和民族志撰写方式，为实证研究做生了开拓性的努力。布朗也认为社会或文化事项是功能分析的核心，但他还主张对人类社会进行结构分析。另一类就是以帕森斯与默顿为代表的美国结构功能主义社会学派。帕森斯强调社会是整合的，并且是永远朝着均衡状态运行的，整合是社会各部门相互影响而造成的某种和谐性，均衡则是社会体系运行的最终归宿。

1.1.4 社区在医养结合中的功能定位

通过对社区功能的研究，并结合本课题的研究主题，笔者总结出在医养结合中，社区主要承担的是服务功能、社会保障功能、社会参与以及社会互助功能、社区整合功能，通过社区的这些功能，可以在医养结合中，有效地实现两大核心资源——医和养的跨圈层整合；通过"时间银行""老伙伴"计划，实现不同年龄阶段老年人的互助；通过社区本身的一些基层养老服务——医疗服务、护理服务实现对失能失智特殊老年人群的照护。

1.2 以社区为支撑的医养结合服务的相关概念界定

1.2.1 政策文件关于以社区为支撑的医养结合的概念界定

2015 年第十三届全国人民代表大会上，李克强总理提出了推动医疗服务从医院延伸至社区、家庭，把养老服务与医疗资源整合。2019 年民政部发文再次强调大力发展城市社区养老服务，依托社区养老服务设施，在街道层面建设具备全托、日托、上门服务、对下指导等综合功能的社区养老服务机构。2019 年 10 月，民政部出台《实施意见》再一次指出，扩大养老服务供给，促进养老服务消费，依托社区养老服务设施，在街道层面建设具备全托、日托、上门服务、对下指导等综合功能的社区养老服务机构，在社区层面建立嵌入式养老服务机构或日间照料中心，为老年人提供生活照料、助餐助行、紧急救援、精神慰藉等服务。到 2022 年，力争所有街道至少建有一个具备综合功能的社区养老服务机构，有条件的乡镇也要积极建设具备综合功能的社区养老服务机构，社区日间照料机构覆盖率达到 90%以上。养老机构、社区养老服务机构要为居家养老提供支撑，将专业服务延伸到家庭，为居家老年人提供生活照料、家务料理、精神慰藉等上门服务，进一步做实做强居家养老。全面建立居家探访制度，通过购买服务等方式，支持和引导基层组织、社会组织等重点面向独居、空巢、留守、失能、计划生育特殊家庭等特殊困难老年人开展探访与帮扶服务，探索设立"家庭照护床位"。

1.2.2 文献关于以社区为支撑的医养结合的概念界定

刘国玲（2014）认为，医养结合型社区养老服务是一种以社区为中心，由社区整合周边优质医疗资源，使居家养老的老年人能够在家里获得社区提供的连续的、专业的医护照料服务的特殊健康养老方式。张化楠（2015）认为，社区医养融合是一种将社区内养老服务和医护服务相结合，实现社区内资源利用最大化的新型养老服务模式。王静茹（2017）认为医养结合社区养老是一种通过拓展社区的功能，整合所有与社区相关的医疗和养老资源，积极探索辐射周围社区老年人，从而为之提供一种有效、长期、持续的医养结合养老服务的新型养老方式。张婷（2017）认为社区居家医养结合养老服务，是医养结合养老服务的另一种形式，主要是通过整合社区内的医疗卫生资源和养老服务资源，为居住在社区中的老年人，提供上门服务或集中照料的医养结合养老服务。社区中的医疗卫生资源主要是社区卫生服务中心和社区卫生服务站，养老服务资源主要有社区居家养老服务中心和家庭成员照顾。

进一步总结国家政策和相关学者的概念，我们可以将其定义为：以社区为支撑的医养结合养老服务模式指由社区整合社区周边内外优质医疗资源、整合所有与社区相关的医疗和养老资源，形成医疗资源、养老资源等跨圈层融合；积极探索辐射周围社区老年人，依托社区养老服务设施，在街道层面建设具备全托、日托、上门服务、对下指导等综合功能的社区养老服务机构，从而为社区以及社区周边老人提供一种有效、长期、持续的医养结合养老服务的新型养老方式。

1.3 理论基础及理论的适用性分析

1.3.1 社区照顾理论

社区照顾是指将一些服务对象留在社区内而开展的服务，指有迫切需要及依赖外来照顾的处于困境或无能人士在社区的小型服务机构或住所中获得专业人员的照料，主要分为由社区照顾和对社区照顾。社区原本指彼此有紧密关系的人群。由社区照顾是指由家庭成员、亲朋好友、邻里、志愿者等所提供的照顾和服务。由社区照顾的核心是强调动员社区内的资源，尤其是发动社区内的人力资源协助提供照顾。要成功地进行社区照顾，单靠社区及家人的力量是不够的，为了使这些照顾者不至于被"耗尽"，还需要充足的支援性社区服务辅助，才能使社区照顾持续下去。对社区照顾的核心强调正规照顾和非正规照顾相互融合的重要性。由社区照顾理论所提出的行动照顾、物质支持、心理支持、整体关怀（留意生活环境、发动周围资源以支援）等内涵以及在社区内照顾、由社区照顾、对社区照顾等概念和实施策略，在分析服务对象尤其是弱势群体的需要以及传递个人和家庭、社会和政府福利政策的实践行动方面具有较强的解释力。

1.3.2 需求层次理论

养老模式的选择和构建过程中一个要着重考虑的问题就是要以老年人的需求为导向，这也是评判养老模式是否合理实用的标准，所以需求层次理论在养老模式的选取中有着重要的指导作用。马斯洛的需求层次理论指出，需求从低到高，依次是生理层面、安全层面、社会交往层面、他人尊重层面以及自我价值实现层面，而不同个体的发展程度都取决于其相应的需求。这对养老事业发展有一定的意义。老年人身体状况差，对较低层次的胜利以及安全需求比较多，同时在满足了这部分需求的基础上，老人也有高层次的社交、尊重以及自我实现需求。家庭社区成员之间的感情交流，满足了老年人的社交需求。同样，老年群体也需要被尊重和实现自我价值。社会上出现的一些弃老、虐老的现象是一些人只从自身利益出发，忽略了老年人的价值和需求，对老年人缺乏尊重，造成对老年人身体和精神上的伤害。因此，满足老年人生活照料服务的同时，也应满足老年人被尊重和自我价值实现的需求。

1.3.3 福利多元理论

养老模式能够建立和运作，需要服务的供给支撑，所以在研究养老服务的过程中，要特别注意服务的提供主体，因为服务的质量影响到了老年人的日常生活。这种情况下，福利多元主义理论为多元化养老服务模式的发展提供了积极的借鉴作用。福利多元主义这一概念首先是 1978 年由英国的《沃尔芬德志愿组织的未来报告》提出来的。之后，罗斯和伊瓦斯对其做了进一步的分析。福利多元主义的观点在于福利是社会化产出，福利的供给是要依靠政府和全社会共同协调合作组成的。政府在提供福利的过程中扮演着非常重要的角色，但国家并不是福利的唯一来源，而是主要的福利生产者，承担福利生产的部分责任。与此同时，福利还与市场密不可分，不管是家庭还是老人自身的福利很多都来自社会供给。另外，社区以及家庭承担着最基础的提供福利的角色。但是在社会经济发展的背景下，仅仅依靠家庭已不能满足社会发展的需求，供给的主体多元化现象也越来越明显。当前背景下，中国养老服务供给由家庭来完成的局面已经越来越弱化，政府基于社区居家养老服务的政策在不断加强，养老市场也正在不断发展和成熟，非政府组织在养老事业中发挥的作用也越来越明显。这些都为福利供给的多元化创造了发展空间，从而推动了养老模式的多元化发展。

1.4 以社区为支撑的医养结合养老服务的现有模式

1.4.1 长者照护之家

上海从 2015 年开始推广养老新模式——长者照护之家。不同于养老机构，它的规模相对较小，服务对象是本社区的老人，更能获得居民认同。长者照护之家和养老院的区别还在于它必须把机构的服务资源最大限度地向社区推送，吸引社会资本参与，鼓励通过独资、参股、租赁等各种方式来参与建设这种家门口的迷你养老院。

1.4.2 老年日间照护机构

老年日间照护机构为社区内生活不能完全自理、日常生活需要一定照料的半失能老年人提供膳食供应、个人照顾、保健康复、休闲娱乐等日间托养服务的设施。例如上海市嘉兴路社区新港路长者照护之家、闵行区吴泾镇丽华家园日间照料中心、上海浦东新区周浦老吾老老年人日间照护中心。

1.4.3 社区综合为老服务中心

社区综合为老服务中心，是集成了长者照护之家、日间照料中心、助餐点、护理站或卫生站等的枢纽式综合体，能让老年人不出社区就享受日托、全托、助餐、助浴、康复、护理等各种服务。例如，宝山区高境镇社区综合为老服务中心、普陀区桃浦镇社区综合为老服务中心、浦东新区浦兴路街道综合为老服务中心、闵行区虹桥镇社区综合为老服务中心。

1.4.4 老年公寓模式

以上海亲和源老年公寓为例，亲和源是一个提供全方位终生照料服务的高品质、专业化、现代化、多功能的养老生活社区，占地 83 680m²，总建筑面积近 0.1 km²，共有 16 栋建筑，包括 12 栋公寓，以及会所、老年护理医院、配餐中心、商业街、管理及活动中心。亲和源与目前的"机构养老"与"居家养老"的模式完全不同，是一种将"机构养老"与"居家养老"相结合的老年社区模式，是对传统养老模式的一种创新。以社区模式来建设养老设施以及提供养老服务，体现了亲和源养老模式与养老理念的先进性。入住亲和源的老人即可获得全面性、专业化的照料服务，也可获得"居家养老"的自由、舒适便利与私密性。

2 成都市以社区为支撑的医养结合养老服务体系政策网络分析

2.1 成都市以社区为支撑的医养结合养老服务网络的构建

2.1.1 网络数据收集

本文使用的相关政策文本是"法律之星"（http：//www.law-star.com/）中的中国地方法规数据库，同时以成都市人民政府办公厅、成都市民政局等政府官网公布的政策文件为补充样本。以"老年人""社区""医养结合""养老服务"等为关键词进行交叉组合搜索，并按照以社区为支撑的医养结合养老政策的界定逐一筛选，进而保证政策文本的可靠性和权威性。样本为 2013 年 9 月—2020 年 1 月政府部门公开发表的政策文件，不包括未公开的政策文本。经统计，共选取成都市医养结合政策文本 40 件，联合行文的政策仅占政策总量的 32.5%，共 13 份。本研究以成都市 2013—2020 年市级层面颁布的 40 份政策文献为研究样本，主要以国家医养结合重要政策颁布、发展战略调整等时间为划分节点，将成都市医养结合政策颁布分为 2 个阶段，并对医养结合政策中联合发文主体的联合关系进行量化分析，绘制不同阶段医养结合政策主体联合发文网络，分析成都市不同政策主体间的联合关系及发展变化。

考虑到 2018 年国务院进行了政府机构改革，本文根据《成都市机构改革方案》对涉及的医养结合政策主体的变化进行了调整。原卫生和计划生育委员会改为卫生健康委员会，原医疗保险办公室改为市医疗保障局，文中使用了官方的部门简称表示各政策主体。由于部分改革的政府部门职能分散在多个部门以及多个职能部门整合为一个部门，为保持政策主体的准确性，针对这类型的改革部门保留原来的部门名称。

2.1.2 网络节点的识别

医养结合政策方面的研究大多数都是基于定性的角度对政策文本的内容进行分析的，较少从政策网络的角度进行分析。关于政府部门协同的研究，则较少分析医养结合政策中政府部门协同问题。因此，本文选用政策网络分析方法，利用联合发文关系构建联合发文网络来研究医养结合政策中主体的联合发文关系。政策主体则主要选取成都市人民政府内设的工作部门，主要包括办公厅和组成部门、直属特设机构、直属机构以及各部门内设的相关职能部门 8 年间发布的医养结合政策文件，分析不同发展时期所形成的政策网络结构特征和个体在网络中的位置变化，探究演化趋势，并为今后成都医养结合工作的改善提供一定的参考。

2.1.3 网络关系分析

政策主体是政策系统的关键因素。政策的制定与实施离不开政策主体间的协同,在实践中通常表现为政策、文献的转发与联合发布。自 2013 年以来,在促进"医养结合"发展的历程中,我国发布了大量的医养结合政策文件。本文以政策网络分析为重点,对成都市医养结合政策进行量化研究。在目前政策网络的量化研究中,主要应用的是社会网络分析方法。基于医养结合政策发展的背景,本研究以 2013—2020 年成都市以社区为支撑的医养结合养老服务的政策为样本,运用社会网络分析方法对成都市政策发文主体进行量化分析,绘制政策发文主体联合发文网络,比较不同阶段政策主体联合发文关系的差异,为促进医养结合工作发文主体协同提供参考。近年来,社会网络分析在各个领域的运用较为广泛,它可以将行为者间的关系进行量化,用数据的形式衡量行为者间的关系,并分析行为者在网络结构中的重要性与影响力。

2.1.4 关系网络生成

本研究运用 Ucinet6.0 软件,通过联合发文网络和相关结构指标来研究医养结合政策主体联合发文网络的演化规律,对成都市医养结合联合发文网络进行研究。由于协同关系的双向性,样本数据均为无向关系数据。为了更好地探讨医养结合联合发文的强度,本文在整体网络的可视化图中标注了联合发文的强度,除此之外的其他整体网络分析与个体网络分析均采用的是无向二值网络。

将收集的政策整理后,可以得到成都市医养结合政策联合发文情况(见图 1 和表 1)。从联合发文数量(见图 1)可以看出,发文数量总体上是随着时间呈现增长趋势。在 2013 年、2014 年均无联合发文(2020 年有待观望)。随后的几年中,联合制定医养结合政策数量有所增加,一定程度上表明医养结合工作逐渐受到成都市政府的重视。联合发文数量于 2017 年和 2018 年达到顶峰(4 项),2019 年则有所回落。

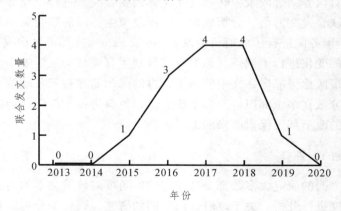

图 1   2013—2019 年联合发文情况

从发文阶段来看,2013—2015 年医养结合联合发文较少,仅有一份文件。2016—2020 年,联合发文数量显著增加。在联合发文的主体中,参与发文次数最多的是财政局 13 次,民政局、卫健委、人社局并列第二,参与次数均为 7 次。可见,财政局在医养结合政策联合发文中占有重要地位,这很可能是由于财政局主要负责资金的使用与管理,涉及范围较广。

表 1　医养结合政策联合发文情况（件）

年份	2013—2015年	2016—2020年
文本数	1	12
涉及2个主体	0	7
涉及3~5个主体	0	5
涉及5个主体以上	1	1

将 13 份联合发文政策按不同阶段汇总，构建主体联合发文的矩阵，运用 Ucinet6.0 软件绘制各阶段的主体联合发文网络图谱，对网络的结构特征进行分析。为了更好地探讨医养结合联合发文的强度，本文在整体网络分析的可视化网络中标注了联合发文的强度，各项指标仍采用无向二值网络。运用 Ucinet6.0 软件绘制出成都市两个阶段的政策网络图（见图 2 和图 3），图中的节点代表了发文的主体，两节点之间的连线表示两个主体间的联合发文关系，连线上的数字是指关系强度，即主体间联合发文的次数。

第一阶段：2013—2015 年。受国家政策的影响，成都市于 2013—2015 年这一时期开始初步制定医养结合相关政策，并逐步发展和完善。如图 2 所示，该阶段网络密度偏低，网络结构相对均衡。可以看到图中的节点之间两两联结，因此图 2 也称完备图，中心势为 0。从联合发文强度来看，发文主体间的联合发文次数较少，网络核心主体并不明显。这是由于 2013—2015 年，成都市医养结合发文主体以单独发文为主，主体间联合发文仅有 1 次。

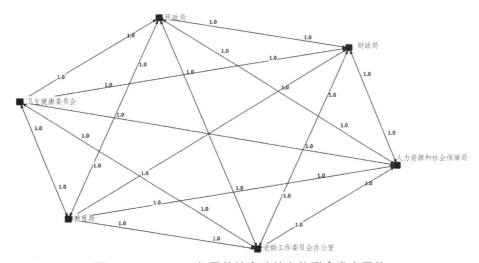

图 2　2013—2015 年医养结合政策主体联合发文网络

第二阶段：2016—2020 年。2016—2020 年成都市医养结合的联合发文数量大幅度增加，但以主体间两两联合发文为主，涉及 5 个主体以上的联合发文次数仍较少。图 3 是"十三五"时期（2016—2020 年）成都市医养结合政策网络的可视化。相比于前一阶段，该阶段的发文主体、网络线数较前一阶段均有所上升，民政局、卫生健康委员会、人力资源和社会保障局、财政局 4 个发文主体相对固定，减少了教育局、老龄委，增加了残疾人联合会、发改委员会、中医管理局、医保局 4 个主体。如果将联合发文强度设置为 4 次及以上，网络的核心主体（见图 4）为民政局、卫生健康委员会、人力资源和社会保障局、财政局、发展改革委员会 5 个主体。其中，卫健委与财政局、人社局与财政局的关系强度最高（均为 6 次）。综上，基本可以认为在这一阶段基本形成了民政局、卫生健康委员会、人力资源和社会保障局、财政局为重要节点的整体网络，并驱动了与其他发文主体的统筹协调。

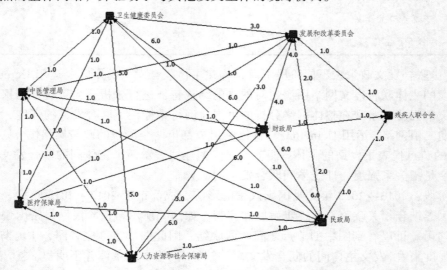

图 3　2016—2020 年成都市医养结合政策网络

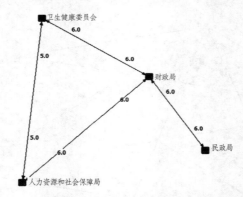

图 4　2016—2020 年成都市医养结合政策网络（参与 4 项及以上政策联合制定）

2.2　成都市以社区为支撑的医养结合养老服务网络的分析与优化

2.2.1　网络测度指标

1）整体网络分析指标

各阶段医养结合政策主体网络的结构指标如表 2 所示，主要包括节点数、连线数、网络密度、中心势、平均路径、聚类系数等指标。在各阶段医养结合政策主体联合发文网络的结构指标中，节点数指联合发文的主体数；连线数指主体间联合发文的连接数。

表 2 医养结合政策网络结构指标

阶段	节点数/个	连线数/条	网络密度	中心势	平均路径	聚类系数
2013—2015年	6	15	1	0	1	1
2016—2020年	8	24	0.8571	50.00%	1.143	0.905

由表 2 可知，在成都市医养结合政策发展的两阶段中，整体网络中的节点数有所增加但总体变动不大，连线数总体也呈现增加趋势，说明有更多的部门参与医养结合政策的发布，医养结合政策网络规模扩大。而且连线数的增加比例明显大于节点数的增加比例，说明在第二阶段，成都市医养结合政策网络中的成员之间的联合发文频率远高于第一阶段。

（1）整体网络密度分析。

在无向图中，密度是用图中实际拥有的连线数与最多可能存在的连线总数之比来表示的，其取值范围为[0，1]。一般网络密度越大，网络联系越紧密。但密度并非越大越好，密度过高的网络限制了更多信息和资源的流入，从而起到相反的效果。根据 Well-man 的观点，网络密度在 0~0.25 时为稀疏连接，网络中节点的关系紧密程度低。Mayhew 和 Levinger 指出，在实际网络中能发现的最大密度值约为 0.5。

根据表 2，成都市第一阶段的网络密度为 1，第二阶段的网络密度为 0.857 1。密度值受两个因素影响：一是网络中除孤立点之外的总点数；二是各个点的度数之和。根据以上学者的论述，第一阶段可能是成都市医养结合联合发文过少导致的，由于联合发文仅有 1 次，主体间实现了充分连接。第二阶段成都市医养结合政策网络中的密度过高，缺乏实际操作性，而更接近理论设想层面。可能的原因之一是网络中节点数量较少，各个点的度数之和相对节点数来说较高。从整体网络密度分析中可以看出，成都市医养结合政策网络中的成员属于强连接关系，但两个阶段的网络密度数值偏高，而在实际中可能并不能发展出如此高密度的协同关系。

（2）图的中心势分析。

中心势指一个作为整体的图的中心度，用来刻画网络图的整体中心性。根据表 2，2013—2015 年成都市医养结合政策网络的中心势为 0，这可能是因为中心势受文件份数的影响过大。2016—2020 年的政策网络中心势则为 50%。从两个阶段的整体网络中心势来看，成都市医养结合政策网络第一阶段几乎没有向某个节点集聚，这表明主体间的联合发文是较为平均的分布，地位差别比较小。对比两阶段的中心势指数发现，第二阶段的中心势明显低于第一阶段，该阶段逐步出现向某些点倾向的趋势，但仍保持着较高的中心势。这意味着成都市医养结合联合发文状况在不断改善。

（3）小世界理论。

小世界理论是社会网络分析的重要理论之一，来源于 Milgram 提出的"世界上任何两个陌生人最多通过 6 步就可以建立联系"。是否具有小世界性质的判断指标是：① 特征途径长度，指连接任何两点间最短途经的平均值；② 聚类系数，即网络凝聚力程度。

成都市医养结合政策网络第一阶段（2013—2015）的特征途径长度为 1，聚类系数是 1；第二阶段（2016—2020）的特征途径长度为 1.143，聚类系数为 0.905。这表明，在成都市医养结合政策网络中未相邻的 2 个发文主体，平均来说只需要经过不到 2 个主体就可以与另外一个发文主体产生联系。因此，从整体网络来看，成都市医养结合政策网络成员形成了一个"小世界"的网络关系。从网络结构来看，由于两个阶段的特征途径长度都比较短，因此成都市医养结合网络结构呈现扁平化特征，信息传播途径短。从整体网络角度来说，成都市医养结合政策网络的可达性比较好、网络凝聚力比较高，联合发文主体之间的联系紧密但权力并不集中，信息、资源可以进行较快的流通。

2）个体网络分析指标

在个体网络分析中，本文主要进行中心度分析和核心—边缘分析。中心度是指网络行动者处于怎么样的地位，测度指标可以分为点度中心度、中介中心度和接近中心度。核心—边缘分析则是分析节点位于网络的核心还是边缘位置。

（1）点度中心度分析。

点度中心度描述的是一个行动者与其他很多行动者的直接联系，反映节点在网络中的影响力。它可分为绝对点度中心度（直接关联的其他节点个数）与相对点度中心度（节点实际度数与图中最大可能度数的比值）。本文主要是在同一社会网络中进行不同节点间的比较，因此只选用了绝对点度中心度来反映成都市医养结合政策网络中各发文主体的影响力。两个阶段的点度中心度分析结果如表 3 所示。

从表 3 可以看出，在两个阶段中，民政局和财政局的点度中心度都是最高的。卫健委、人社局的点度中心度也较高，其他的主体则不固定。第二阶段中，残疾人联合会的绝对点度中心度是最低的，这意味着它在社会网络中的影响力最小。从两个阶段的点度中心度变化可以看出，成都市社会网络节点的影响力随时间而变化，由最初节点影响力一致逐渐演化为节点间的影响力差距变大，具有阶段性特征。网络中节点影响力的变化可能是因为成都市不同时期的医养结合政策的侧重点不同，实现职能的主体也随之变化。

表 3　社会网络联合发文主体点度中心度

2013—2015年			2016—2020年		
序号	节点	绝对点度中心度	序号	节点	绝对点度中心度
1	民政局	5	1	民政局	7
2	卫生健康委员会	5	2	财政局	7
3	财政局	5	3	发展和改革委员会	7
4	人力资源和社会保障局	5	4	卫生健康委员会	6
5	老龄工作委员会办公室	5	5	人力资源和社会保障局	6
6	教育局	5	6	中医管理局	6
—	—	—	7	医疗保障局	6
—	—	—	8	残疾人联合会	3

（2）中介中心度分析。

中介中心度是测量节点对资源控制的控制程度，研究的是节点在两两主体联系中的传导地位。节点的中介中心度越大，则越能控制其他行动者，在网络的核心地位越显著。与点度中心度相似，本文只选用了绝对中介中心度进行分析，两个阶段的发文主体中介中心度分析结果如表4所示。

2013—2015年，由于成都市医养结合联合发文的数量限制，所有节点的中介中心度都为0。这说明在网络中各主体的资源控制能力比较接近，节点间的权力相对平等和分散。在2016—2020年这一阶段，民政局、财政局、发展和改革委员会3个主体的中介中心度相对较高，说明这3个主体控制资源的能力略强于其他主体，但总体看来差别不大。在这两个阶段中，网络各个节点的中介中心度的差距不大，说明成都市医养结合联合发文网络中几乎不存在充当政策、信息、资源的桥梁的节点。结合上文的分析已知，成都市的发文主体间大多是两两直接关联，很少需要通过别的节点进行信息或资源的传递。

表4　社会网络联合发文主体中介中心度

2013—2015年			2016—2020年		
序号	节点	绝对中介中心度	序号	节点	绝对中介中心度
1	民政局	0	1	民政局	1.333
2	卫生健康委员会	0	2	财政局	1.333
3	财政局	0	3	发展和改革委员会	1.333
4	人力资源和社会保障局	0	4	卫生健康委员会	0
5	老龄工作委员会办公室	0	5	人力资源和社会保障局	0
6	教育局	0	6	中医管理局	0
—	—	—	7	医疗保障局	0
—	—	—	8	残疾人联合会	0

（3）接近中心度。

接近中心度衡量的是一个节点不受其他节点控制的能力。（绝对）接近中心度越小的节点越处于网络中的核心地位。考虑到比较网络中各个节点的权力和控制力问题，在分析接近中心度时，本文同时使用了绝对接近中心度和相对接近中心度进行说明。成都市医养结合网络各节点的接近中心度分析结果如表5所示。

从表5中可以看出，在2013—2015年，所有主体在接近中心度的两个指标中都是相同的。这说明网络节点在网络中的权力、地位相同，影响他人和支配他人的权力是相互平等的。在第二阶段，民政局、财政局、发展和改革委员会的绝对接近中心度最小（均为7），相对接近中心度最高（为100%），说明这3个主体相对于其他主体而言，拥有的权力略高。总体看来，各个节点的绝对接近中心度相差不大，相对接近中心度的差距更为明显。残疾人联合会的接近中心度最大，说明该节点不受其他节点控制的能力较弱，在网络中处于一个相对边缘的位置。

表5　社会网络联合发文主体接近中心度

序号	节点	绝对接近中心度	相对接近中心度/%	序号	节点	绝对接近中心度	相对接近中心度/%
	2013—2015年				2016—2020年		
1	民政局	5	100	1	民政局	7	100
2	卫生健康委员会	5	100	2	财政局	7	100
3	财政局	5	100	3	发展和改革委员会	7	100
4	人力资源和社会保障局	5	100	4	卫生健康委员会	8	87.5
5	老龄工作委员会办公室	5	100	5	人力资源和社会保障局	8	87.5
6	教育局	5	100	6	中医管理局	8	87.5
—	—	—	—	7	医疗保障局	8	87.5
				8	残疾人联合会	11	63.636

（4）核心边缘分析。

由于成都市医养结合政策网络第一阶段的节点的3个中心度指标相同，因此本文仅对第二阶段网络进行核心—边缘分析，结果如表6所示。从表6中可以看出，位于核心网络的政府部门有民政局、卫生健康委员会、财政局、人力资源和社会保障局、发展和改革委员会。这些节点处于网络的核心位置，在连接其他成员、构成整体网络的过程中起着重要作用。处于边缘位置的有中医管理局、医疗保障局、残疾人联合会。这些边缘节点主要靠核心节点进行连接，但边缘节点之间的联系松散，发挥的作用较小。

表6　社会网络联合发文主体核心—边缘分析

	政策主体
处于核心结构	民政局、卫生健康委员会、财政局、人力资源和社会保障局、发展和改革委员会
处于边缘结构	中医管理局、医疗保障局、残疾人联合会

2.2.2 网络特征分析

通过运用社会网络分析法对成都市 2013—2020 年政府部门联合发文的医养结合政策进行分析，探讨其医养结合政策网络的演化，可以得出以下结论：

根据对成都市两个阶段性进行网络特征分析，从政策主体看可以得出以下结论：

首先，成都市医养结合政策以主体单独发文为主，多部门联合发文为辅。收集到的 40 份成都市医养结合政策中，联合行文的政策仅占政策总量的 32.5%。

其次，政策主体联合发文规模随时间的发展呈现增大趋势，协同程度不断增强。民政局、卫生健康委员会、人力资源和社会保障局、财政局始终是医养结合政策联合发文的重要主体，而且随着时间的演进，其他主体如教育局、老龄办、中医管理局、医保局也不断加入医养结合政策主体联合发文网络中来。

再者，长期以来，成都市联合发文网络中核心主体的地位不明显。成都市医养结合政策第一阶段网络中，各个主体地位几乎无差异。第二阶段网络中，民政局、卫健委、人社局、财政局、发改委相对于其他主体更接近网络核心地位，但通过中心性的 3 个指标分析，可以发现网络中的主体在权力、地位、资源等方面未存在显著差异。

最后，成都市医养结合网络中主体连接呈现扁平化特征，两阶段网络的平均路径长度都接近于 1，大部分联合发文主体间关系平等，信息沟通机制比较畅通。

2.2.3 网络结构的问题分析

从成都市医养结合政策网络演化中可以发现，目前成都市在医养结合工作中的特点和可能存在的问题。一是在社会网络分析中，成都市医养结合政策网络两个阶段都有很高的密度。但根据 Mayhew 和 Levinger 的观点，实际操作中可能并不能达到如此紧密的协同。这可能是由成都市医养结合工作中参与部门数量较少、联合发文次数较少所导致的。此外，维持网络的高密度需要投入大量的时间与精力，很可能限制网络的进一步发展。在整体性政府的背景下，医养结合工作中的跨部门协同成为大势所趋。今后成都市在医养结合工作中，应该多注重各部门的参与，增加政策主体联合发文，并更加重视各个部门在实际中协同的可操作性。

二是长期以来，成都市医养结合网络大部分联合发文主体间都呈现权力平等、差别较小的状态。但是 Knoke 认为，平等的权力根本就不是一种权力，因为每个行动者都拥有控制他人的手段。成都市医养结合政策网络主体间地位、权力平等很有可能导致医养结合工作中缺乏主导部门、职责划分不够明确等问题。这与一些关于成都市医养结合实践调研发现相符。杨志智等人在对行政工作人员进行访谈时发现，在成都推进多主体联合发文的工作中，由于各个部门的认知和角色定位不同，交叉管理易出现偏差，很难做到目标一致、优势互补。周玲认为成都市医养结合仍处于"多龙治水"的状态，部门间职责界定不清，缺乏有效的协调机制。赵硕认为成都市各政府部门的交叉管理制约了社区养老机构和医院等医疗服务主体的协作交流机制，并缺乏对部门的监管机制。张冲认为目前成都市未出台明确的文件规定医养结合的主管部门，以致多主体间难以协调。文献整理出的结论也印证了社会网络分析中成都市医养结合联合发文网络中各主体网络地位相对平等的结论。因此，在成都市今后的医养结合工作中，应该尽快以法律法规的形式确立医养结合的主导部门、明确和分配各部门的具体任务，并完善各部门间的协调机制，提高政策的可操作性，加强对部门的监管。

专题二 成都市以社区为支撑的医养结合养老服务模式的满意度的实证研究

1 研究设计

1.1 引言

我国人口老龄化问题日益严峻，空巢独居、失能失智老人的照护压力也逐步凸显。在此背景下，以社区为支撑的医养结合养老服务模式是应对老龄化挑战的一种有益探索。而社区作为城市老年人最亲近的生活场所，可以作为平台和纽带，将养老服务与医疗资源整合，将大部分老年人纳入社会化养老体系中。以社区为基础是医养结合服务的最佳选择。发展以社区为支撑的医养结合养老服务已经成为我国解决养老问题的基本政策取向。近年来，成都市也依托市域内资源，在社区治理实践中发展医养结合养老服务。

随着这种养老服务模式的推广，研究者也从影响因素、需求分析、建设思路等方面进行了探究。主要观点有：老年人健康水平、经济条件、社会支持与社区类型是以社区为支撑的医养结合养老满意程度的影响因素，社区服务对老年人居家生活质量有重要作用。社区养老服务内容单一、服务人员不够专业化是制约的主要因素。但多数研究仅停留在对问题现状的描述上，少有着重论述社区在医养结合服务中的支撑作用，基于地方实践的实证研究也较少。本研究旨在了解成都市老年人对以社区为支撑的医养结合养老服务的满意度现状以及影响因素，以期为今后优化以社区为支撑的医养结合养老服务体系和质量提供依据。

1.2 对象与方法

1.2.1 研究对象

2020 年 1 月，采用分层随机抽样方法，抽取成都市青羊区、金牛区、锦江区、武侯区、成华区 5 个中心城区内共 17 个重点社区与地点作为调查地点，随机抽取居住于其中的 60 周岁及以上常住老年人，调查其居住地以社区为支撑的医养结合养老服务的开展现状和老年人对其满意度情况。纳入标准：① 年龄 ≥60 周岁；② 在成都市居住生活超过 6 个月；③ 自身及其照护者自愿配合问卷调查；④ 意识清楚、能比较准确地理解问卷问题。

1.2.2 研究方法

在查阅相关文献资料的基础上自行设计调查问卷，进行预调查修改后，由统一培训的人员面对面询问填写，以达到统计口径一致和数据信息准确完整的目的。共发放调查问卷 405份，收回有效问卷 392 份，有效率为 96.8%。主要内容包括 4 个部分：

（1）老年人的基本特征：性别、年龄、户籍类型、养老金水平、健康自评、生活状况等；

（2）社区医养服务情况调查：包括是否有医疗保险、是否接受过家庭医生的服务、是否接受过相关医养服务情况以及看病路程等；

（3）满意度情况调查：有 13 个项目，采取 Likert 五级量表进行满意度评分，赋值规则为：1="非常满意"、2="满意"、3="一般"、4="不满意"、5="非常不满意"；

（4）关于如何提高居住地以社区为支撑的医养结合养老服务水平的开放性问题。

1.2.3 统计学方法

采用 SPSS24.0 软件进行数据分析，对老年人的基本特征和社区医养服务情况采用描述性统计；对满意度指标采用主成分因子分析；对影响老年人对以社区为支撑的医养结合养老满意度的因素进行单因素 χ^2 检验、多因素非条件 Logistic 回归分析，分析结果具有统计学意义（$P<0.05$）。

2 实证结果分析

2.1 一般情况

2.1.1 老年人基本特征

本次调查的 392 名老年人中，男 174 人（44.4%），女 218 人（55.6%）；年龄最小的 60 周岁，最大的 96 周岁；城镇户籍 77 人（19.6%），农村户籍 315 人（80.4%）；独自居住的 81 人（20.7%），仅与配偶居住的 150 人（38.3%），与配偶和子女居住的 158 人（40，3%），与保姆或其他人居住的 3 人（0.8%）；养老金小于 1 000 元的 57 人（14.5%），1 000~3 000 元的 190 人（48.5%），3 001~5 000 元 104 人（26.5%），5 000 元以上的 41 人（10.5%）；健康自评为非常健康的 54 人（13.8%），健康状况良好的 179 人（45.7%），有一些疾病的 138 人（35.2%），不太能自理的 21 人（5.4%）。

2.1.2 社区医养服务情况

拥有医疗保险的 372 人（94.9%），接受过家庭医生服务的 119 人（30.4%），接受过社区健康管理服务的（包括定期身体检查、健康讲座、建立健康档案等）242 人（61.7%），接受过社区生活照料服务的（包括助餐、代办、助行、助浴、助洁等）37 人（9.4%），接受过社区精神照料服务的（包括娱乐活动、志愿服务、心理调摄、聊天谈心等）215 人（54.8%），接受过社区智慧养老服务的（包括远程看护、智能穿戴、远程医疗诊断等）39 人（9.9%），步行看病 5 分钟以内的 134 人（34.2%），5~15 分钟的 213 人（54.8%），15 分钟以上的 45 人（11.5%）（见表 1）。

表 1　老年人的一般情况

变量		人数	百分比
性别	男	174	44.4%
	女	218	55.6%
年龄/岁	60~69	100	25.6%
	70~79	170	43.4%
	80~89	111	28.3%
	90岁以上	11	2.8%

变量		人数	百分比
户籍	农村	77	19.6%
	城镇	315	80.4%
地区	青羊区	84	21.4%
	锦江区	52	13.3%
	金牛区	64	16.3%
	武侯区	107	27.3%
	成华区	85	21.7&
居住方式	独自居住	81	20.7%
	仅与配偶	150	38.3%
	与配偶和子女	158	40.3%
	与保姆或其他人	3	0.8%
养老金/元	≤1 000	57	14.5%
	1 000~3 000	190	48.5%
	3 001~5 000	104	26.5%
	>5 000	41	10.5%
健康自评	非常健康	54	13.8%
	健康状况良好	179	45.7%
	有一些疾病	138	35.2%
	不太能自理	21	5.4%
是否有医疗保险	有	372	94.9
	没有	20	5.1%
是否有家庭医生	有	119	30.4%
	没有	273	69.6%
是否接受过社区的健康管理服务	有	242	61.7%
	没有	150	38.3%
是否接受过社区的生活照料服务	有	37	9.4%
	没有	255	90.6%
是否接受过社区的精神照料服务	有	215	54.8%
	没有	177	45.2%
是否接受过社区的智慧养老服务	有	39	9.9%
	没有	353	90.1%
步行去最近的地方看病需要多久/分钟	≤5	134	34.2%
	5~15	213	54.8%
	>15	45	11.5%

2.2 满意度情况

2.2.1 信度效度检验

在进行因子分析前，应对问卷进行信度、效度分析，以检验原变量是否适合做因子分析。效度方面，KMO 值为 0.879，Bartlett 统计量的显著性为 0.00<0.01，因此适合做因子分析。在信度指标方面，Cronbach's α 指数为 0.900，说明题项具有一致性，问卷满意度评价指标设计信度较好，可靠性很高。

2.2.2 因子分析

提取公因子的目的是构建客观的评价指标，突显载荷较大的几个因子之间的联系，简化对原变量的解释难度。对有关以社区为支撑的医养结合养老服务满意度的 13 个问题的基础数据进行主成分因子分析，应用方差最大法提取特征值大于 1 的主因子。根据结果，命名解释了社区医疗养老服务、社区服务人员、社区生活与环境、社区空间优度 4 个公因子构成的关键因子。其累计方差贡献率为 70.209%，可以有效解释成都市老年人以社区为支撑的医养结合养老服务的满意度情况（见表 2）。

表 2　旋转后的因子载荷和满意度评分

一级指标	二级指标	成分1	成分2	成分3	成分4	平均值
社区医养服务	X_1医疗保健服务	0.844	0.263	0.048	0.142	2.77±0.848
	X_2医疗设施设备	0.836	0.188	0.162	0.226	2.74±0.839
	X_3养老照护服务	0.780	0.281	0.236	0.119	2.86±0.800
	X_4养老设施设备	0.688	0.221	0.452	0.091	2.79±0.859
社区服务人员	X_5及时程度	0.225	0.824	0.240	0.039	2.69±0.864
	X_6服务态度	0.162	0.798	0.193	0.204	2.47±0.887
	X_7专业程度	0.286	0.796	0.136	0.061	2.85±0.900
	X_8人员数量	0.252	0.650	0.341	0.160	2.68±0.752
社区生活与环境	X_9社区生活设施	0.206	0.278	0.779	0.083	2.55±0.889
	X_{10}环境舒适整洁	0.026	0.229	0.742	0.235	2.51±0.899
	X_{11}文化娱乐活动	0.308	0.144	0.662	0.020	2.71±0.863
社区空间优度	X_{12}就医便捷	0.294	0.009	0.067	0.836	2.29±0.710
	X_{13}生活便捷	0.077	0.288	0.204	0.769	2.10±0.579

2.2.3 满意度得分情况

经过比较，13 个指标满意度由高到低分别为：X_{13}生活便捷程度、X_{12}就医便捷程度、X_6社区人员服务态度、X_{10}环境设施整洁、X_9社区生活设施、X_8社区服务人员数量、X_5服务及时程度、X_{11} 文化娱乐活动、X_2 医疗设施设备、X_1 医疗保健服务、X_7 服务人员的专业程度、X_4 养老设施设备、X_3 养老照护服务（见表 2）。

因为各指标从不同的角度评价满意度，单独的公因子也不能概括整体情况。若要评价综合满意度水平，应该对各项指标进行赋权，再进行综合评分。在本次研究中，我们根据因子得分系数矩阵各指标的具体权重，得到每位老人对以社区为支撑的医养结合养老服务开展情况的满意度得分。公式为：$M_i = 0.3113F_1 + 0.3004F_2 + 0.2283F_3 + 0.1606F_4$。$M_i$ 为每位老年人的满意度得分，其中系数为 4 个主成分的旋转载荷平方和与总旋转载荷平方和的比值。$F_1 = 0.394X_1 + 0.372X_2 + 0.327X_3 + 0.257X_4 - 0.074X_5 - 0.123X_6 - 0.021X_7 - 0.062X_8 - 0.076X_9 - 0.187X_{10} + 0.036X_{11} + 0.018X_{12} - 0.168X_{13}$，$F_2$，$F_3$，$F_4$ 同理。最后，根据 13 个指标的实际权重加权后得到成都市老年人对以社区为支撑的医养结合养老模式的满意度得分，最终结果为 2.62 ± 0.547 分，位于满意和一般之间。

2.3 满意度影响因素分析

将老年人综合满意度得分作为因变量，规定得分 ≤2.5 分视为满意，得分 >2.5 分视为不满意，分别编码 1 和 0。自变量设定为问卷统计所得的老年人一般情况和社区医养服务情况的 14 个变量，运用前进法进行因素的挑拣，进行多因素非条件 logistic 回归分析。结果显示，在地区分析中，锦江区满意度偏低；身体非常健康的老年人更倾向满意；接受过社区健康管理服务、智慧养老服务的老年人满意度较高；接受过家庭医生服务的老年人满意度较低（见表 3）。

表 3　影响满意度多因素 logistic 回归分析

项目	比较组参照组	β	Sx	Waldχ^2	P 值	OR 值	95%CI
	青羊区成华区	-0.121	0.332	0.132	0.716	0.886	0.462~1.700
地区	锦江区	-1.443	0.433	11.076	0.001	0.236	0.101~0.553
	金牛区	-0.281	0.358	0.618	0.432	0.775	0.374~1.523
	武侯区	-0.135	0.313	0.187	0.666	0.874	0.473~1.613
	非常健康	1.858	0.592	9.857	0.002	6.411	2.010~20.451
健康自评	健康状况良好	0.615	0.522	1.386	0.239	1.850	0.664~5.151
	有一些疾病不太能自理	0.144	0.531	0.074	0.786	1.155	0.408~3.269
是否接受过健康管理服务	是否	0.784	0.244	10.311	0.001	2.190	1.475~6.657
是否接受过智慧养老服务	是否	1.142	0.384	8.830	0.003	3.134	1.357~3.533
是否签约家庭医生	是否	-0.555	0.270	4.225	0.040	0.574	0.338~0.975

3 研究结论及建议

3.1 满意度综合得分的分析

本次研究根据因子权重得出成都市老年人综合满意度评分（2.62 ± 0.547 分），位于满意和一般之间，反映了成都市以社区为支撑的医养结合养老服务工作仍有一定的改进空间。在具体指标的排序中，老年人对社区就医与生活便捷程度较为满意，说明城市社区的空间优度的优势得以体现。而对于社区养老服务和设施、医疗服务和设施、服务人员的专业性等指标满意度则较低，说明社区现阶段的医养服务内容和供给水平并不能较好地满足老年人的照护要求。

从因子贡献度来看，拓展社区医养服务功能、加强社区服务人员队伍建设、优化社区生活环境、提高社区医养服务的空间可及性是提升以社区为支撑的医养结合养老服务满意度的有效路径。就具体举措而言，根据因子载荷可以得出：第一，在社区医疗养老服务成分中最重要的是医疗保健因素，结论与章晓懿在对社区服务调查中证实老年人最需"助医"的结果一致。这表明，老年人因身体机能衰弱而对专业性医疗服务的需求最高。社区要强化基层医疗卫生服务功能，建立社区首诊和双向转诊的运行机制，积极对慢性病和常见老年病进行干预。第二，在社区服务人员方面，老年人最关注的是提供服务的及时性。因此，要提高服务人员为老服务的主动性，发挥人才队伍在社区医养服务体系中的关键性作用。第三，在社区的生活环境方面，要对老旧社区进行适老化改造，丰富和拓展社区居民的休憩空间，营造具有天府文化韵味的特色街区和公共空间，提升社区环境品质。第四，有关空间优度支撑方面，在成都市着力构建"15 分钟社区生活服务圈"的背景下，社区周边应合理布局超市、药店、菜市场、社区卫生服务中心等生活服务设施，提高老年人生活和就医的便捷程度。

3.2 满意度影响因素分析

根据多因素 logistic 回归分析结果，成都市老年人对以社区为支撑的医养结合养老服务的满意度与地区差异、自身健康状况、是否接受过社区健康管理服务、社区智慧养老服务、家庭医生服务密切相关。这是因为老年人的人口特征和接受服务情况不同，导致老年人对社区医养服务的期望与感知存在差异，进而影响满意度。

本研究显示成都市老年人对以社区为支撑的医养结合养老服务的满意度存在地区差异。成都市社区类型复杂，不同地区以社区为支撑的医养结合养老工作开展情况参差不齐。本次调研的锦江区 H 社区便是典型的老旧小区，很大一部分居民都是农转非人口。在我们调查的样本中，76.9%的老年人的养老金水平低于 3 000 元，显著低于其他城区（$P=0.00<0.05$）。在问卷的开放性问题的回答中，老年人对社区绿化面积少、公共设施破损、无路灯照明、停车位不足、没有健身活动场地等问题反映强烈，这导致老年人满意度评价较低。

本研究显示，身体非常健康的老年人更倾向满意社区医养服务，这与马文静[37]的研究结论类似。医养结合服务的对象为健康状况各有差异的老年人，因为老年人对健康生活质量的感知会影响社区养老服务满意度，在当前社区提供的医养结合服务资源有限的情况下，身体健康的老人更容易得到满足。活力型老年人也能更多地参与社区活动或接受社区服务，社区基本的医养服务也能较好地满足需求。今后，要优化老年人照护服务内容配置，扩大长期护理保险等惠民政策的试点范围，为更多的老年群体提供护理保障。

本研究中，社区所提供的健康管理服务和智慧养老服务对老年人的满意度有较高的正向影响，多样的健康管理服务，诸如健康咨询、定期检查、健康讲座等，是老年人对社区养老服务质量最直接的体会，基于实际需求的、类型多样的服务功能更有利于满足老年人不同层次的需要，政府应在社区层面进一步落实国家基本公共卫生服务和有关中医药管理服务项目。同样的，接受过社区智慧养老服务的老年人对社区的医养服务质量更满意。社区智慧养老模式借助互联网这一工具，将医、养充分融合，打破了医疗和养老服务在时间和空间上的限制。因此，建议政府加快物联网、大数据等技术运用和居家养老服务信息平台建设，为老年人提供空中养老顾问、智能健康管理、远程医疗诊断、智能穿戴设备等智慧医疗养老服务，提高供给的效率和医养结合度。成都市的"颐居通"便是有益的实践，其构建了一个集生活照料、健康档案、亲情关怀、紧急呼叫等于一体的养老综合信息平台。

值得注意的是，在调查中，接受过家庭医生服务的老人满意度相对较低，这可能是由于社区家庭医生签约服务并没有满足签约老人对其的期待。近年来，各地逐渐构建起了社区家庭医生队伍，但与人民群众的实际健康需求仍然存在着较大差异。家庭医生团队配置和功能与老年人服务需求不相匹配，医疗合作性不强，影响了社区卫生服务的效益产出。因此，应构建以全科医生为中心的家庭医生团队，社区工作者、心理治疗师等协同合作；采取线上线下结合的手段，加强信息共享；制定多样化的服务包，提升签约服务内容的吸引力。

综上所述，本研究以成都市为样本，从成都市 5 个中心城区选取 17 个地点开展调查，探究了以社区为支撑的医养结合养老服务满意度的影响因素和可行的优化路径。各地也应该积极总结本地的实际和实践经验，着力发挥以社区为平台的支撑作用，积极推进以社区为支撑的医养结合养老服务模式，完善城市社区基本公共卫生服务，加强对老年群体的健康管理和常见病预防，提升老年人的幸福感与获得感。

专题三　以社区为支撑的医养结合养老服务模式优化路径

1 成都市以社区为支撑的医养结合养老服务模式政策网络优化路径

1.1 形成相对稳定的医养结合养老服务政策网络

相对稳定的成员是形成有凝聚力政策网络的必要前提。在国家治理体系和治理能力现代化的目标指引下，党和国家机构的设置在相对稳定中进行动态调整，以社区为支撑的医养结合养老服务政策的体制逐步定型。鉴于以社区为支撑的医养结合养老服务政策越来越体现其综合性和跨部门特征，应在之前的以社区为支撑的医养结合养老服务工作部际联席会议等制度基础上，强化相关机构的以社区为支撑的医养结合养老服务政策制定主体意识，动员民政局之外的其他以社区为支撑的医养结合养老服务政策主体主动作为，担当起以社区为支撑的医养结合养老服务政策制定的主体责任，最终凝聚起以社区为支撑的医养结合养老服务政策网络的机构合力。

1.2 吸引社会组织和行业协会参与，扩大政策制定的社会资本

国外政策网络的一大特点是既包括政府机构，又包括社会团体的广泛参与。目前看来，中国以社区为支撑的医养结合养老服务政策网络依然还是以党政群机构为主要参与者，其网络的开放性不足。在群团改革强调增强群团组织政治性、先进性和群众性的情境下，通过群团组织的主动开放和面向群众开展工作等手段可以有效增强相关政策的民主性和科学性。鉴于以民政局为主导的以社区为支撑的医养结合养老服务组织体系已经基本成型，可以充分发挥以社区为支撑的医养结合养老服务社会组织特别是一些团体性社会组织在以社区为支撑的医养结合养老服务政策制定中的积极作用，扩大以社区为支撑的医养结合养老服务政策制定的社会资本，增强以社区为支撑的医养结合养老服务政策的民意基础，形成以社区为支撑的医养结合养老服务政策网络的社会合力。

1.3 建立主导部门，明确部门职责划分

首先，国家应尽快制定并出台医养结合服务条例，或在修订老年人权益保障法等相关法律时，明确医养结合工作相关内容与具体监管部门及其职责，落实监管责任，为医养结合服务工作提供法律依据。其次，应参考现有的医疗服务与养老服务及其各自的相关标准、规范、指南等，出台医养结合服务标准、收费标准、管理规范等，为规范医养结合管理提供统一依据。例如，针对老年人护理需求等级评估，现有国家卫生健康委、民政部各自出台的医疗护理等级评估与养老机构入住老年人照料护理等级评估的相关规定，两者评估依据存在不少重叠内容，但提供服务的工作人员应具备哪些必备技能并不十分清晰，需要重新建立医养结合服务等级评估制度，制定完善医养结合服务标准规范和评估办法，分级分类对医养结合机构服务质量进行评估。最后，要制定医养结合机构及其提供服务的监管政策，具体明确如何加强医养结合服务过程中的事前、事中、事后监督管理。

2 成都市以社区为支撑的医养结合养老服务模式满意度优化路径

2.1 强化医疗卫生服务与养老服务的有效衔接

一是强化医养结合协作签约。制定医养结合协作签约服务规范，以进一步促进医疗机构与养老机构规范合作。按照方便就近、互惠互利的原则，鼓励倡导养老机构与周边的社区卫生服务机构开展多种形式的签约合作，并通过签订协议明确合作内容、合作方式以及责任义务等。二是合理规划医养结合机构。支持社区卫生服务中心、养老机构等通过改扩建等方式，配置医养结合服务设施，因地制宜开展安宁疗护和家庭病床服务，提升城市以社区为支撑的医养结合养老服务水平。三是提高医养结合信息化水平。充分借助现有公共卫生信息平台与人口信息平台，构建"城市—社区—家庭"全覆盖的智慧养老服务信息网络，为老年群体提供健康服务、健康监测、智能辅具等适老科技产品和服务；利用"互联网+"技术发展医养结合远程服务，为老年群体建立电子健康档案，加强健康服务与管理，提供有针对性的疾病预防与诊疗方案。

2.2 推进城市以社区为支撑的医养结合养老人才队伍建设

一是扩大城市以社区为支撑的医养结合养老人才队伍规模。鼓励高校增设相关专业，开设相关课程，加大对社会学、老年学、老年医学、社会工作等方面专业人才的培养力度，逐步扩大招生规模，培养更多的专业人才。城市以社区为支撑的医养结合养老机构可联合专业学会和行业协会，建立医养结合学科知识与实践能力协同培养模式，培养理论知识和实践能力兼备的应用型人才。充分发挥社会组织的优势，一方面，加大对敬老、爱老、助老项目的孵化培育力度，吸引更多的志愿者参与城市以社区为支撑的医养结合养老服务；另一方面，城市以社区为支撑的医养结合养老机构主动吸纳城市社区志愿服务团队并进行功能定位，通过开展志愿服务，给予老年群体更多关怀。二是提升城市以社区为支撑的医养结合养老人才队伍水平。将医养结合人才队伍建设质量纳入相关发展规划，细化考核评价指标，提高医养结合人才队伍建设质量。逐步建立融合老年医学、老年服务与管理等多学科的人才评价体系，促进城市以社区为支撑的医养结合养老人才队伍优化发展。三是鼓励更多基层医务工作者开展医养结合服务。建立医务工作者常态化进修机制，提高他们开展医养结合服务的能力与水平；充分发挥银龄资源优势，鼓励基层离退休医务工作者到医养结合机构开展服务；对在医养结合机构从业的医务工作者，保障其与医疗机构医务工作者在资格认定、技术准入和推荐评优等方面得到同等对待，提升社会声誉，并在职称评定等方面给予适当政策倾斜，以此为城市以社区为支撑的医养结合养老服务提供专业人才保障。

2.3 完善医养结合养老服务内容

一是借助智慧手段优化医养服务内容。详细制定每种模式下每项服务内容的服务流程、规范和标准等，在数据平台的运作下，根据每位老年人的健康和需求状况将相应服务精准推送到老年人的智能终端产品上。在此基础上，采集老年人服务反馈，不断探索并改进服务的提供方式和内容，优化服务质量，提高服务效率。二是引入政府购买方式提供医养服务。转换以往政府的服务提供者的角色，将专业化的服务进行外包，将社会化的服务交由社区提供。例如，家庭病床模式面向的群体是社区短期及长期卧床老年人，除了提供康复保健、医疗护理等服务，还应该注重这部分老年人的心理健康问题，采用政府购买服务的方式为老年人提供专业的心理健康服务，从而在身体和心理上同时提高老年人的幸福指数。鼓励多方参与提升医养服务质量。三是引入社会元素解决当前面临的服务效率和服务水平低下的问题，例如采用政府购买、社会组织参与的方式为老年人提供家政保洁、心理咨询等服务，既可以使老年人享受到专业的服务，也释放了社区服务人员的压力，使其将更多精力放在管理和监督的工作上。

参考文献

[1] 滕尼斯. 共同体与社会[M]. 林荣远，译. 北京：商务印书馆，1999.

[2] GEORGE A JR HILLERY. Definitions of community：areas of agreas of agrement [J].Rural Sociology，1955，20.

[3] ROSW R.Common goals but different roles：the state's contribution to the welfare mix[J]. The welfare state East and West，1986（5）.

[4] EVERS A. Shifts in the welfare mix： introducing a new approach for the study of transformations in welfare and social policy[M]. Viema：Eurosocial Vienna，1988.

[5] JOHNSON N.The welfare state in transition： the theory and practice of welfare pluralism[M]. Massachusetts：University ersitg of Massachusetts Press，1987.

[6] 于显洋. 社区概论[M]. 北京：中国人民大学出版社，2006.

[7] A R 拉德克利夫·布朗. 夏建中，译.社会人类学方法[M]. 济南：山东人民出版社，1988.

[8] 罗伯特 K 默顿. 唐少杰，等，译.社会理论与社会结构[M]. 南京：凤凰出版传媒集团，译林出版社，2006.

[9] 潘云峰. 试论马林诺夫斯基的功能主义[J]. 群文天地，2011（18）.

[10] 马林诺夫斯基. 西太平洋上的航海者[M]. 北京：中国社会科学出版社，2009.

[11] 马林诺夫斯基. 自由与文明[M]. 北京：世界图书出版公司北京公司，2009.

[12] 马林诺夫斯基. 一本严格意义上的日记[M]. 桂林：广西师范大学出版社，2014.

[13] 塔尔科特·帕森斯.社会行动的结构[M]. 南京：译林出版社，2003.

[14] 乔纳森·特纳. 社会学理论的结构[M]. 北京：华夏出版社，2001.

[15] 张化楠，方金，毕红霞. 关于空巢老人社区医养融合养老新模式的探讨[J]. 经济论坛，2015（8）.

[16] 刘国玲. 浅析"医养结合"模式在我国城镇社区养老中的运用[J]. 电子制作，2014（21）.

[17] 高敏，李延宇，王静茹. 老年人生活满意度的影响因素与提升路径分析——基于中国老年人口健康状况调查数据的研究[J]. 老龄科学研究，2017，3（11）.

[18] 睢党臣，张婷."互联网+医养结合"养老模式发展研究[J]. 老龄科学研究，2017，5（5）.

[19] 王来华. 论城市社区服务的基本特征和社会功能[J]. 天津社会科学，1991（5）.

[20] 刘伟能. 社区服务的理念、功能和特色——为社区服务发展十年而作[J]. 中国社会工作，1997（2）.

[21] 晋铭铭，罗迅.马斯洛需求层次理论浅析[J]. 管理观察，2019（16）.

[22] 马斯洛. 动机与人格[M]. 北京：中国人民大学出版社，2007.

[23] 马斯洛. 人类价值新论[M]. 石家庄：河北人民出版社，1988.

[24] 吴宏伟. 马斯洛的需要层次理论及哲学底蕴[J]. 哈尔滨市委党校学报，2006（2）.

[25] 顾开文，常振铎，沈积芝. 产业化：社区服务可持续发展的关键[J]. 中国社会工作，1998（1）.

[26] 陈宁. 基层社区医养结合"原子化"：形成机制及破解路径[J]. 天津行政学院学报，2019，21（4）.

[27] 张化楠，方金，毕红霞. 关于空巢老人社区医养融合养老新模式的探讨[J]. 经济论坛，2015（8）.

[28] 李从容，李媛媛，刘凡. 社区医养结合模式整合构建探析[J]. 中国卫生经济，2019，

38（7）.

[29] 成秋娴，冯泽永，冯婧，等. 我国发展社区医养结合的必要性、可行性、困境及建议[J]. 中国卫生事业管理，2016，33（5）.

[30] 同春芬，王珊珊. 社区卫生、环境支持与养老机构合作模式[J]. 重庆社会科学，2017（4）.

[31] 同春芬，王珊珊. 社区卫生服务中心与养老机构合作路径探析——以朴素式创新和伙伴关系理论为视角[J]. 学术界，2017（6）.

[32] 李昂，张婧懿，郭倩，等. 美国 PACE 模式及其对我国医养结合的启示[J]. 中国医院管理，2017，37（10）.

[33] 戴锦，陈亚光，高学义，等. 以基层医疗机构为主导的社区医养结合模式研究[J]. 卫生经济研究，2019，36（7）.

[34] 李长远. 社区居家医养结合养老服务模式的比较优势、掣肘因素及推进策略[J]. 宁夏社会科学，2018（6）.

[35] 唐敏，张春焰，吴海波. 医养结合型养老服务模式比较研究[J]. 卫生经济研究，2018（2）.

[36] 李长远，张会萍. 民族地区老年人对社区居家医养结合养老服务模式选择意愿及影响因素分析——基于安德森行为模型的实证研究[J]. 云南民族大学学报（哲学社会科学版），2018，35（5）.

[37] 邓大松，李玉娇. 医养结合养老模式：制度理性、供需困境与模式创新[J]. 新疆师范大学学报（哲学社会科学版），2018，39（1）.

[38] 童星. 发展社区居家养老服务以应对老龄化[J]. 探索与争鸣，2015（8）.

[39] 严妮. 城镇化进程中空巢老人养老模式的选择：城市以社区为支撑的医养结合养老[J]. 华中农业大学学报（社会科学版），2015（4）.

[40] 颜秉秋，高晓路. 城市老年人居家养老满意度的影响因子与社区差异[J]. 地理研究，2013，32（7）.

[41] 程翔宇. "社区为依托"的养老服务有效吗——基于老年人生活质量的检验[J]. 社会保障研究，2019（3）.

[42] 徐强，周杨. 社区居家养老服务质量的绩效评估及影响因素分析[J]. 广东行政学院学报，2019，31（5）.

[43] 郑函，王梦苑，赵育新. 我国"医养结合"养老模式发展现状、问题及对策分析[J]. 中国公共卫生，2019，35（4）.

[44] 章晓懿，刘帮成. 社区居家养老服务质量模型研究——以上海市为例[J]. 中国人口科学，2011（3）.

[45] 吴克昌，刘志鹏. 特大型城市社区养老体系构建及满意度研究——基于广州市的实证调查[J]. 学习论坛，2019（5）.

[46] 马文静，郑晓冬，方向明. 社区养老服务对老年人生活满意度的影响——基于健康水平与闲暇活动的中介效应分析[J]. 华南理工大学学报（社会科学版），2019，21（1）.

[47] 朱震宇，李放. 医养结合养老服务满意度及其影响因素[J]. 中国老年学杂志，2018，

38（23）.

[48] 廖生武，朱宏，谭碧慧. 社区老年慢性病人群"互联网+医养结合"健康管理服务的困境及对策[J]. 中国全科医学，2019，22（7）.

[49] 卢晓莉. 医养结合型智慧社区养老模式初探[J]. 开放导报，2017（4）.

[50] 黄佳豪，孟昉. "医养结合"养老模式的必要性、困境与对策[J]. 中国卫生政策研究，2014，7（6）.

[51] 赵晓芳. 健康老龄化背景下"医养结合"养老服务模式研究[J]. 兰州学刊，2014（9）.

[52] 王素英，张作森，孙文灿. 医养结合的模式与路径——关于推进医疗卫生与养老服务相结合的调研报告[J]. 社会福利，2013（12）.

[53] 张博. "互联网+"视域下智慧社区养老服务模式[J]. 当代经济管理，2019，41（6）:.

[54] 封铁英，南妍. 医养结合养老模式实践逻辑与路径再选择——基于全国养老服务业典型案例的分析[J]. 公共管理学报，2020，17（3）.

[55] 沈婉婉，鲍勇. 上海市养老机构"医养结合"优化模式及对策研究[J]. 中华全科医学，2015，13（6）.

[56] 冯玉莹. "医养结合嵌入式"养老模式的必要性、困境与对策研究[J]. 云南民族大学学报（哲学社会科学版），2022，39（2）.

[57] 李长远. 医养结合养老服务的实践探索与推进策略——基于3个典型试点地区的观察[J]. 西南金融，2022（2）.

[58] 孙霞，于兆丽，薛雅卓，张雪芹. 互联网+居家医养结合养老服务现状与服务需求研究[J]. 护理研究，2020，34（2）.

基于 IFOC 模式社区家庭医生服务平台构建研究

（宁南）

1 研究意义

2017 年 1 月 3 日，中共中央政治局委员、国务院副总理刘延东到北京市考察基层医疗卫生工作，指出基层医疗卫生机构和家庭医生是守护群众健康的第一道防线，分级诊疗是服务 13 亿多群众看病就医的重大制度设计，肯定了构建全科—专科协同服务模式、开展"互联网+家庭医生"服务的重要性。如何利用互联网手段提升基层医疗服务水平，促进家庭医生签约服务，落实国家分级诊疗制度，成为"互联网+医疗"产业的重要研讨方向，互联网助力基层医疗的新模式备受关注。

我国近几年才开始试行家庭医生签约服务，当前还在发展之中。结合我国经济现状、基层卫生服务水平、医疗卫生改革情况等因素，并综合其他国家实施该服务的先进经验，正在建立符合我国国情的、有中国特色的家庭医生签约服务模式。针对国内各省市家庭医生签约服务实施的具体情况及辖区内各个区县医疗服务水平，出台的政策、具体实施方法、宣传方式及推动进程，都有或多或少的不同，国内各地开展家庭医生签约服务的模式也不尽相同。

2009 年，我国新医改开始施行，通过制定、发展并形成了有中国特色的家庭医生签约服务模式，从而完善社区卫生机构的服务水平，促进公共卫生资源合理分配，实现人人享有卫生保健的目标。医疗体制改革作为改善民生、提高居民幸福指数的重点手段，家庭医生签约服务的实施可扩大医改的范围、增加覆盖人群，是惠及民生的重要组成部分，不仅能够提高社区居民整体健康素质，促进基本卫生服务公平性，而且能逐步达到人人享有卫生保健服务的目标。

"互联网+卫生健康信息化平台"的建设理念是基于"健康中国"战略和"互联网+医疗健康"这一必选项提出的。首先，利用信息化技术对医疗服务流程进行优化；其次，利用远程医疗服务在互联网时代的发展；最后，将人工智能等技术与医疗服务进行深度融合，这些融合将推动医学模式的变革。网络的本质在于互联，信息的价值在于互通。"互联网+"要实现互联和互通，其基础是获得海量的元数据，并能够将其分享出去。另外，两个"互联网+"的重要特征则是人工智能和用户体验，只有对海量的大数据进行深度挖掘和处理，并将人工智能技术投入生产和服务，才能让用户获得良好的体验。所以，构建"互联网+卫生健康信息化平台"，就是应用"互联网+"的特征属性，实现基层医疗机构的信息化建设与上级医疗机构优质医疗资源的互联互通，使上级医疗机构的优势资源能够与基层医疗机构进行共享，以增强数据交换的形式，提高基层医疗机构的服务能力和患者满意度。

"小病先扛，慢病靠养，急病进城"仍是不少患者根深蒂固的想法，这就将基层医疗卫生机构置于了一个非常尴尬的位置，因为基层医疗机构才是慢性疾病防治的主要机构。但由于以往的基层医疗机构缺少专业处理慢性疾病的全科医生，同时也缺少足够的医疗资源和政策、财政的支持，慢性疾病患者对基层医疗卫生机构的服务质量产生了怀疑。通过"互联网+卫生健康信息化平台"的数据支持，基层医疗机构的医生都能够变身成为治疗慢性疾病的全科医生，再加上卫计委在政策上的倾向性扶植，基层医疗卫生机构必将成为治疗慢性疾病的主要医疗机构，让慢性患者重拾信心。患者还可通过平台与同患此类疾病的患者沟通交流，彼此鼓励，实现治疗慢性疾病到控制慢性疾病，再到预防慢性疾病的转变，实现慢病诊疗向健康规划的转变。

2 国内家庭医生研究现状

2.1 家庭医生签约服务模式的研究

国内家庭医生签约服务已经在多地开始实施，各地的做法也有所不同，甚至各地对家庭医生签约服务的理解也不尽相同，在开展服务和发展推进过程中也存在很大差异，因此各地形成了适合当地家庭医生签约服务发展的模式。基于慢性病管理的模式，鲍勇等为社区家庭医生开展健康管理，以及协调发展构建了一个理想的"5定4付3督2转1考模式"。"5定"即确定服务人群、参保人群险种、首诊机构、医疗服务内容和公共卫生服务；"4付"是指政府、健康保险机构、医疗机构和居民四方承担医疗费用；"3督"是指政府、社会以及居民来对整个过程和收费进行监督；"2转"是指社区医院与上级医院的双向转诊；"1考"是指一年对家庭医生团队考核一次。

针对目前我国已经开展家庭医生签约服务的地区，并根据其施行模式，可将开展的家庭医生签约服务划分为两类：一是以居民自愿签约为基础，即各社区卫生服务机构的家庭医生团队在辖区内与居民签约，从契约服务形式建立紧密联系的服务模式，这类模式并没有突破现有的政策，更偏向深化现有的服务模式；二是以社区首诊制为基础的家庭医生签约服务，这类模式的典型代表是青岛。

2.2 家庭医生签约服务内容的研究

根据相关部门的要求，国内各地开展的家庭医生签约服务内容包括基本医疗和基本公共卫生服务，并向已签约居民提供健康管理等服务。基本医疗服务主要包括一般常见病、多发病、慢性病治疗和家庭上门服务、家庭护理、中医药服务等。基本公共卫生服务主要包括为签约家庭中的重点人群每年免费体检一次，并建立个人健康档案，根据健康现状提供有针对性的健康指导。

通过利用上海市卫生局的数据和查阅相关资料，上海闵北区各社区卫生服务中经过多年来的不断发展，利用完善的基础硬件设施、区域卫生信息平台和社区卫生服务网络，为辖区居民提供多样化的医疗卫生服务内容。北京市则要求家庭医生团队要为居民每年进行一次健康评估，并在此基础上制定因人而异的健康规划，开展个性化服务，以提升居民自我保健意识；青岛市家庭医生签约服务试点工作还包括社区卫生服务中的家庭医生团队应对签约参保职工及其家庭提供免收挂号费、建立家庭健康档案、上门诊疗等服务。

3 国外家庭医生服务现状

3.1 英国家庭医生服务

英国国民医疗保健服务的基本原则：全民享有、免费医疗、按需服务。英国国民医疗卫生体系建立于 1948 年，是世界上规模最大、开展最早的公益医疗服务体系，是典型的福利型国家医疗保险制度。英国的基层诊所是以全科医生为中心组成的医疗服务团队，根据民众的医疗需求，加入了护士、药剂师等辅助人员。英国的特点主要为：首诊、预约接诊及双向转诊。英国医疗保健费用主要有两种方式，分别为总额预算制和按人头预付制，并由国家支付。每名全科医生可接受民众 2 000 人，该项收入占全科医生收入的 2/3；另按照管理的慢性患者人数和管理质量得分获取其余收入，该项收入约占全科医生收入的 1/3。英国政府允许民众可在一定时期更换家庭医生，以提高医生的专业水平，保证人头付费部分不会流失。

英国是接受福利经济学的代表国家，实行全民公费医疗卫生保健体系（National Health Service，NHS），充分体现了英国独特的一站式医疗保障结构。为满足全体公民、患者、医护人员对医疗保障的要求，在NHS体系的基础上，英国卫生部于 2012 年发布《信息的力量：让所有人获取所需要的卫生保健信息》，要求构建一套以国家为基础的大数据医疗背景下医疗信息资源收集再利用的技术路线，完成三级诊疗机构的互联互通，进而实现医疗卫生大数据的共享性，充分调动经验数据和居民健康数据的收集与利用，提高信息化市场中数据的开放量，切实提高公民高效、便捷的就诊水平。

3.2 美国家庭医生服务

美国政府于 20 世纪 60 年代末正式批准家庭医生为居民及其家庭提供医疗服务，家庭医生团队由家庭医生、护士、心理医师等组成，提供健康咨询、预防保健和常见病治疗等服务，并对慢性病患者进行定期诊疗。美国是实施商业性医疗保险模式的典型代表，针对商业保险存在的社会公平性差、卫生资源大量消耗、医疗费用过快增长的弊端，美国大力发展管理型医疗保健。在管理保健下，保险公司代表投保人向医疗服务提供者购买服务。管理型医疗保健的优点主要表现为：降低住院率、缩短住院天数及增加门诊利用率；医生对昂贵仪器检查的依赖程度降低，普通检查利用率趋于合理，病人对费用的满意度明显提高。总体上，这类健康保险的总支出比传统健康保险低 10%~15%，而卫生服务质量基本上得到了保证。

美国作为较早开始区域信息化医疗卫生建设的国家，初始就重视基层医疗信息的管理，首先提出社区卫生信息网的概念。该理论的所有权是独立的、分开的，能够在不同的医疗卫生机构进行数据的共享，但在运行期间存在着一系列问题，站在未来发展的角度上不利于社区卫生信息网对全民的覆盖。为控制这种局面的进一步发展，美国卫生部在第一代区域卫生信息网（RHIO）的基础上构建了第二代RHIO，为实现全民健康档案的构建奠定了坚实的基础。2015 年奥巴马在经济建设相关政策中投资进行建设。目前美国有 70 多个RHIO已进入运营阶段。其中开展最成功的是印第安纳州，其组建形式有公立医院、相关科研机构、公共卫生服务机构以及经济发展组织的多家机构参与。其中有 5 家大型地区卫生系统参与：Clarian Health Partners（由 16 家医院组成）、以印第安纳波利斯为中心的Community Health Network

（包括 5 家社区医院和 70 多个治疗网点）、St.Francis Hospital and Health Centers（包括分布在 4 个县的 4 家医院）、Health and Hospital Corporation of Marion County、St.Vincent Health。此种"互联网+医疗"的信息化建设是在面对美国医疗信息过于庞杂，信息共享不通顺，无法实现各医疗卫生机构的互联互通建立起来的。切实加强信息化医疗卫生体制改革有利于实现资源的合理配置，解决我国由时间、空间、地域等因素带来的资源分配不均的问题。

3.3 加拿大家庭医生服务

加拿大在信息化医疗卫生服务建设中施行"优化服务"和"电子医疗案"的双战略模式，特别是加强了公共卫生信息系统和居民健康管理信息系统上的实施力度，完善了健康公民的基本医疗信息系统，充分改善了加拿大国民医疗卫生质量水平。为建立符合国家政策要求的电子信息系统，进一步提高医疗服务质量，降低医疗事故差错，提高公众健康水平，降低患者风险等级，使基层群众得到普遍的医疗卫生服务，再一次提高医疗卫生机构的治疗效率，对此，加拿大进行了区域卫生信息化系统的构建，构建了全国范围的电子健康信息系统。与此同时，还成立了非营利性的Health Infoway公司，制定全国统一的电子健康信息服务系统，并负责信息化医疗建设的实施，以及建设相统一的医疗卫生信息共享的交换标准形式。通过不断完善发展的电子健康信息系统，公民的医疗信息能实时快捷地发送至医护人员的手中，充分发挥其医疗价值，完成跨地域的医疗信息互联互通，进一步提高公民就诊的质量水平。

3.4 古巴家庭医生服务

自 1984 年起，古巴建立了家庭医生计划。每位家庭医生负责对 120 个家庭的成员提供基本医疗服务，包括疾病的预防和治疗。根据区域基本情况和医疗需求，政府为不同社区派遣合适数量的医务人员，缩小不同区域间存在的差异，平衡国内卫生资源分配。截止到 2009 年，古巴家庭医生占全部医生的比例达到了 45%，并且有 97%的医学生加入家庭医生团队。古巴将医学教育放在首位并采取免费教育的措施达到迅速充实卫生领域人力资源的目的，全国医务人员的专业结构和水平分布都可控制。全民医疗保障主要特点是古巴采取政府预算作为基本融资渠道，确保了资金来源。该体系通过家庭医生服务实现了公共卫生疾病的预防功能，有效地利用了有限的卫生资源并进行费用控制。

4 我国家庭医生服务现状

4.1 上海市家庭医生服务现状

2010 年，上海进入家庭医生制度探索的关键时期，全面推行家庭医生制度，并逐步实行社区首诊制。2011 年，上海市颁布《上海市深化医药卫生体制改革近期重点实施方案》，提出要"开展家庭医生制度试点工作，家庭医生负责对一定数量的人群开展疾病管理和健康管理，形成更为紧密的服务关系"。同年 4 月，上海家庭医生制度率先在长宁、徐汇、静安、宝山等 10 个区开展试点。

上海开展家庭医生制度的特点为：

一是服务方式。家庭医生团队通过与辖区居民签约，为居民及其家庭成员提供防治结合的基本医疗服务和通过评测后制定的个性化健康管理服务。

二是服务对象。从帮扶人群入手，并逐步扩大覆盖范围，以老年人、慢性病患者、残疾人等为重点服务对象，最后逐渐扩展至有需求的普通人群。

三是服务内容。为签约居民建立健康档案，提供健康管理。以健康档案为基础建立信息化平台：根据居民实际健康状况制定个性化方案，并针对慢性病患者建立专项档案；健康档案信息化平台进行资源共享；为已签约居民建立统一的信息平台，将就诊信息在家庭医生团队、社区卫生服务中心和区域医疗卫生机构之间实现共享；为签约居民提供健康咨询服务：1 对 1 健康指导、家庭药箱管理（每年一次）、老年人健康评估以及计划生育指导（如有需要）等服务；引导有序就诊、分级诊疗：确保双向转诊渠道畅通无阻，并逐步建立社区家庭医生首诊制。

四是服务多样化。"门诊预约"服务模式：转变传统无序的就诊顺序，鼓励居民到社区卫生服务中心进行首诊，并提供预约服务，避免了卫生资源的浪费，增加了卫生服务的公平性；放宽基本药物限制：增加社区卫生服务中心提供药物种类的数量，增加与大医院相同的药物数量，满足居民日常用药的需求；整合多方资源；由各级政府统筹，卫生、财政等部门参与，同时融合社会组织等多方资源；卫生保障制度：针对困难人群提出"基本医疗保险+政府医疗救助"的医疗保障制度，减免医保支付范围内个人自付部分 95% 的费用。

4.2 北京市家庭医生服务现状

2010 年，北京在东城、西城及丰台等地区开展家庭医生式服务试点工作，2011 年在全市16 区县启动社区卫生服务机构家庭医生签约服务。北京市家庭医生式服务是在"普及健康知识、参与健康行动、提供健康保障、延长健康寿命"的目标下，借鉴其他地方的先进经验，以社区卫生服务团队为核心，在自由选择、自愿签约的基础上实施的一种居民健康管理模式，具体特点如下：

一是服务方式。家庭医生团队用主动上门服务代替传统坐诊服务，通过健康管理协议的签订与居民形成契约服务。

二是服务对象。按照 1：600 的比例，由家庭医生团队与辖区居民及家庭签约，以为老年人、慢性病患者、妇女儿童等作为重点签约服务对象。

三是服务内容。以健康管理为中心，提供个性化服务，并出台一系列的优惠措施。

四是服务流程。前期宣传：家庭医生签约服务开展前期，大力宣传家庭医生签约服务的形式和内容，吸引有需求的居民签约；自愿签订协议，并根据居民自身健康状况、家庭医生团队提供的参考，选择所需的服务内容；提供服务：家庭医生团队根据协议内容提供服务内容，并记入居民健康档案，以作为参考；居民评价：居民评价家庭医生团队服务的质量，家庭医生团队综合评价后对工作内容进行调整和完善，不断提高服务水平；总结工作：各社区卫生服务机构按时填写工作总结，分为月报、季报和年报，总结、汇报各阶段的工作情况。

4.3 互联网家庭医生服务现状

4.3.1 微医

微医作为移动互联网医疗卫生服务健康管理平台的代表，总体由互联网医院、家庭医生健康管理服务平台以及健康收费等构成。它可以为基层群众提供相关的健康指导，进而解决基层群众对健康问题的困扰，满足人们对优质医疗信息的需求。并且它提供了家庭医生签约服务平台，可以实现以家庭为单位的健康信息的实时管理，是实现分级诊疗的重要手段，进而将被动医疗变为主动健康，助力于大众健康的实现。

微医构建了IFOC模式。此模式坚持以人为中心、信息化技术为支撑、人工智能为手段的智慧健康护理家庭医生协同一体化服务，是以辖区内常住居民与乡镇医院和社区医生共同签订协议后，围绕居民与家庭对健康的需求来组织协同各服务机构共同完成的，也是以人工智能、互联网、电子数据、物联网为支撑，为签约的社区居民提供防病医病、康复理疗、健康咨询、健康回访、自理评估等协同一体化的管理模式，以解决合适的人在合适的时间、合适的地点、解决合适的问题，从而优化医疗及社会资源为居民服务，使签约居民获得高效、持续、低成本、高质量、个性化服务。

4.3.2 中医馆健康信息平台

将提供统一的中医电子病历、辨证论治、中医药知识库、远程会诊、远程教育、中医治未病系统等模块，通过对基层医疗卫生机构、医疗业务数据的实施汇总、整理和分析，为业务监管提供支撑，与基层医疗卫生机构现有信息系统互联互通、资源共享，实现对基层医疗卫生机构的中医药服务能力和水平的提高，不仅仅在西医方面给予指导，也发扬了我国传统医学（中医文化）不断满足基层人民群众日益增长的中医药方面的要求。

4.3.3 爱丁医生

爱丁医生推行"O+O"模式整合服务机构，足不出户就可解决医疗问题。它主要使用手机App进行日常生活的管理和指导。该应用的主要任务是用手机App帮助育龄女性进行孕期准备。该应用着眼于用户的备孕需求，运用独特的算法模拟临床医生对备孕用户提供移动式医疗服务，主要包括对备孕期青年做风险评估、健康状况以及疾病影响因素、体检提醒和生活方式的改进等建议，引领用户正确调整身心状况，以达最佳备孕状态。

5 IFOC 模式家庭医生服务模式构建

"互联网+家庭医生签约服务"在全国范围内的推行仍存在困难，原因包括：① 家庭医生签约服务覆盖的健康问题较多、居民覆盖面广、工作量大，而家庭医生和配套队伍人力不足；② 家庭医生签约服务的地方保障政策不完善，考核激励和补偿机制不健全，签约双方积极性不高，导致出现"签而不约"的现象，居民的健康管理获得感较低。③ 我国居民健康信息服务平台研究起步较晚，各地信息化标准不一致，存在互联互通不足、居民健康档案利用度不高、双向转诊难实现等问题。要解决上述问题，首先是提高家庭医生的协调资源能力，其次是提高信息化建设、地方配套政策、服务运营方面的顶层设计，从而使"互联网+家庭医生"以全新的模式服务于社区卫生服务的各个环节，在提高社区卫生服务效率的同时也提升居民的健康管理服务获得感。

5.1 互联网+家庭医生服务平台总体设计

互联网+家庭医生服务平台构建在卫生行政部门的区域人口健康信息平台中，来吸取这个资源平台的信息支持，但又与区域人口健康信息平台相对独立。构建家庭医生服务平台的目的是依托互联网技术，链接家庭医生、居民、医疗机构及卫生行政部门，构建良好的家庭医生体系。平台的构建为家庭医生开展日常工作提供技术支撑，将家庭医生为居民提供基本医疗、公共卫生、健康管理等服务，提供了全新的服务模式，即在互联网+背景下，将家庭医生服务的线上与线下充分结合，建立家庭医生和患者互动交流、居民健康档案自动更新、电子病历信息自动汇集提醒、检验检查报告等信息共享和业务协同，为签约居民家庭开展健康评估、干预、追踪、随访等健康管理服务。平台的构建也为老百姓通过移动互联网、可穿戴式设备等提供在线预约挂号、在线问诊、诊疗报告查询、健康信息查询和自我健康管理等服务提供了便利。

平台的总体设计包含了中心端的家庭医生服务平台、医生端移动App、用户端移动App（即居民端移动App）。中心端的家庭医生服务平台实现与综合性医院、社区卫生服务中心、卫生院、卫生行政管理部门等系统的对接，并对外提供医生端的移动App和用户端的移动App。

5.2 以家庭医生团队创新，助力服务模式建设

以患者为中心，并根据居民的健康状况和对社区卫生服务的需求，对家庭医生团队的结构进行调整和细化。每个团队依据服务项目内容，由全科医生、公共卫生医生、妇幼医生、社区护士、防保人员、专科医生等组成，以家庭医生为核心，统一协调资源、明确团队成员分工，确保签约管理服务的开展与落实。

5.3 以创新型技术为支撑，助力服务模式建设

2018年4月国务院办公厅发布《关于促进"互联网+医疗健康"发展的意见》，提出要创新"互联网+"公共卫生服务，优化"互联网+"家庭医生签约服务。社区卫生健康管理是"互联网+"、物联网在医疗卫生领域的重要应用，是将卫生管理服务从社区高效延伸至家庭，建立"社区-家庭"双向互动的社区健康管理平台的重要手段。运用医疗信息化、健康物联网、"互联网+"技术，搭建家庭医生签约服务平台，实现了居民、社区卫生服务中心、地方医院、医疗专家、卫生健康委的五级联动。主要体现在：① 将家庭医生签约服务系统、公共卫生系统、妇幼系统、卫生监督协管等系统进行整合利用，实现了基层医疗卫生机构内部系统的互联互通，提升了医生的工作效率，缓解了全科医生人力的不足；② 该模式整合了社区卫生服务中心、地方医院、医疗专家的医疗资源，实现了区域内医疗数据和医疗资源共享，逐步形成了分级诊疗模式，解决了家庭医生技术和设备薄弱的问题；③ "云端"的平台架构有效实现了居民、卫生健康委、健康终端之间的互联互通，拓展了医生的服务手段，加

强了医患沟通，提升了居民的满意度和信任度；④ 运用平台动态智能考核系统，解决了卫计部门管理考核难的问题。

5.4 以配套政策的推行和落实，助力服务模式建设

在医联体运用方面，以"全-专联合"管理模式打破机构壁垒，建设家庭医生服务团队；在考核激励方面，用量化指标考核激励措施来激发家庭医生的动力；在健康服务包方面，通过免费包和自选包来引导和激发居民健康需求、改善医疗服务体验、降低医疗费用，满足居民对便捷、连续及个性化的健康需求。

5.5 "互联网+家庭医生签约服务"模式的应用

家庭医生工作平台核心应用包括：① 签约管理：居民可通过手机App、平板电脑、健康设备终端、与家庭医生面对面等多种方式实现线上线下结合建档签约管理。② 居民管理：平台将多套系统整合，其记数据互联互通，让家庭医生及时掌握居民健康数据，根据签约居民的健康状况分组管理并设置不同的标签，制定个性化的健康服务包。③ 服务包计划驱动：签约居民开通的服务包会在系统自动生成服务任务和计划，按照服务包内容，将医生日常工作进行分类，通过计划任务形成每日要完成的具体分类任务。同时，平台还具有完善的提醒功能，对到期任务、逾期任务、居民健康预警等信息进行及时提醒，保障家庭医生正常、有序地开展工作。④ 监测预警：平台提供对居民检测数据的分类、分析及预警功能，对超出预设合理值的数据进行预警，可及时提醒家庭医生、监护人及本人。⑤ 数据监控：通过对健康数据的实时监控和统计分析，在平台上既可以了解居民的个体疾病健康状况，又可以动态地监控不同区域居民的人口信息和基本疾病分布特征，实现居民健康状况的精准定位；同时，数据上传至上级相关部门，为上级相关部门做出精准的社区卫生诊断提供数据，提高重大疾病防控和突发公共卫生事件的应对能力。⑥ 双向转诊：平台与区域内大中型医疗机构信息共享，转诊时患者健康档案通过平台同步上传到专家端，同时患者在全市大医院就诊的信息和完整病历也会同步转回本中心平台，实现分级诊疗的有序医疗服务格局。⑦ 互动平台：可与签约居民进行在线交流，提供语音、图文、视频等健康咨询服务，多样化、便捷化地互动加强了医患沟通。⑧ 绩效考核：平台以家庭医生团队为绩效考核单位，细化到团队个人的服务项目、服务数量、服务质量均有考核统计，方便团队进行绩效考核，有助于团队更好地协调和统筹工作。⑨ 后台对接体系：植入知识库支撑系统平台，基于主动模式的慢性病管理路径、临床决策知识库和智能知识推送引擎，以辅助家庭医生团队对患者进行精细化疾病防治、合理用药、健康教育和管理，大幅提升了慢性病的管理质量。在此基础上，对接了家庭医生智能随访系统，将传统家庭医生随访工作模式变革为人工智能+医生随访工作模式，提高医生随访管理效率；对接医保报销系统和处方信息共享平台，患者就诊后凭取药编码在社区或选择去药店付款取药，实现医保统筹账户在平台药店报销结算，减少在医院排队缴费取药时间，为参保人员提供更加便利的服务。

"家庭医生虚拟工作室"医生端包括医生端设备（多参仪）、手机App，面向家庭医生提供签约管理、健康管理、健康检测等服务。多参仪的功能包括：多参数检测（心电图、血

压、血氧饱和度、血糖、心率、血脂、胎心监护等）、刷卡建档、刷证签约、远程随访、互动随访等。手机App的功能包括：签约受理、对居民进行慢性病分组管理等。家庭医生通过终端实时查询签约居民健康档案、监测数据，针对慢性病患者，根据服务计划提醒其进行数字化评估和随访，实时更新健康管理信息。针对患者健康数据进行分析、风险评估、反馈、及时做出预警，提供干预建议，提示信息定向发送。家庭医生开通线上预约服务、预约挂号，可与签约居民进行在线交流，提供语音、图文、视频等健康咨询服务。

有需要时，家庭医生可帮助患者预约专家远程协助，专家在线指导社区医生诊断、用药和治疗，也可直接预约专家挂号。

居民端包括家用多参数记录仪（一体机）、微信及手机App，面向居民提供签约服务、健康管理、健康检测等。一体机的功能包括：多参数检测（心电图、血压、血氧饱和度、血糖、心率、胎心监护等）、监测预警、健康管理、医患互动等。微信及手机App的功能包括：签约申请、家庭成员托管、健康信息查询、健康检测、购买健康服务包、健康计划、咨询互动、预约挂号等。居民依托绑定的健康检测设备进行体征数据检测，数据自动上传到平台并同步推送给签约医生，家庭医生对数据进行监测、分析、提醒及预警，实现居民自我健康管理；居民可以在手机上预约挂号、查询医疗机构信息，还可以查看在各医疗机构的诊疗记录；居民可以通过电话、语音、文字、视频等方式随时随地联系签约医生，享受健康服务；居民可查看平台开通的健康百科、医疗微视等健康知识资讯，接收提醒信息、通知公告等。此外，签约居民还可免费享受公共卫生基本服务包服务，在此基础上居民可视自身健康需求自愿选择购买1个或多个个性化服务包，满足个性化健康服务需求。

专科医生端借助信息网络技术，家庭医生签约服务平台与区域内医疗系统互联互通，实现患者医疗信息共享。全市各大医院、急救中心的专科医生在远程会诊和双向转诊时通过平台在线调阅患者健康档案，同时患者在全市大医院的诊疗信息也会同步下传到社区卫生服务中心平台和居民手机上。基于云平台的患者健康管理系统，实现了全科-专科的信息共享，有利于推动基层首诊、双向转诊、急慢分治、上下联动的分级诊疗格局的形成。

卫生健康委监管端通过云平台实现了卫生健康委的综合监管和智能考核，公共卫生管理部门可随时查看、掌握区域内居民健康信息、地区慢性病管理成效，对本地的疾病防控和健康促进工作提供统计数据；可查看家庭医生考核情况、签约数、慢性病防治效果、医保控费情况、服务点服务状态等信息，对推动家庭医生考核与激励机制、落实慢性病在社区的报销等政策提供参考依据。

6 平台构建的预期效果

6.1 填补医疗服务"短板"，给老百姓健康保障增加更多的安全感

国家各级政府正通过深化医药卫生体制改革，促进医疗卫生工作重心下移、资源下沉，维护人民群众健康。解决目前存在的人均医疗保障的供应不足、医疗资源的分配不均、覆盖区域和人群的不全面等症结以及人们因医疗供应的紧张而产生的强烈紧迫感。依托互联网技术构建了一个统一、互联互通、开放的家庭医生服务平台，可以促进和培育新业态，普惠地满足老百姓需求，让老百姓得到真正的实惠。家庭医生服务能在很大程度上缓解居民"看病

难、看病贵"等几个重大问题，也为医疗机构提升医疗卫生服务质量，为卫生行政管理部门提升应急处理和管理决策水平提供了帮助，填补了目前医疗卫生信息化支撑的"短板"，给老百姓健康保障增加了更多的安全感。

6.2 家庭医生服务的移动化，为老百姓提供"触手可及"的健康服务

家庭医生服务平台是以具有良好沟通能力、基本业务技能娴熟的家庭医生为核心、以居民健康管理为中心，构建新形势下家庭医生服务模式，打造一个以信息化为纽带，对居民开展业务协同工作的服务平台。为家庭医生与上级医院医生的技术交流及业务指导、为家庭医生与签约居民的互动交流等提供了互动交流平台。老百姓可"触手可及"地随时获得家庭医生所提供的基本医疗、健康管理及个性化签约的健康服务等。

6.3 提升了家庭医生服务能力，更好地为居民健康护航

家庭医生服务平台为居民提供在线预约诊疗、候诊提醒、划价缴费、诊疗报告查询、药品配送和健康信息收集等服务，增强群众对家庭医生服务的获得感。本文所构建的家庭医生服务平台，使家庭医生无论在何处，只要通过手机或平板就可以现场为居民建立健康档案、现场与居民签约、预约、诊疗，避免了重要信息的遗漏，节约了家庭医生的时间，提升了工作效率；在家庭随访过程中，家庭医生通过手机或平板，随时记录慢性病患者的随访信息，提高了慢性病管理；平台还为家庭医生健康教育提供便利，为居民传授健康知识；家庭医生通过平台，可以方便地查看签约患者历次的就诊信息，为患者分析和研判疾病发展的趋势，及时调整药物和行为干预等措施；签约居民能够查阅完整的个人健康档案信息，查阅医生的各种健康指导和健康管理信息，并可通过在线问诊与家庭医生进行交流互动。家庭医生通过平台，可以对签约居民及其家庭的健康状况进行动态观察，对减少居民健康危险具有重要的意义。

6.4 促进可穿戴式健康医疗设备发展

通过家庭医生服务平台对接各类智能化、可穿戴式设备，可以更好地实现医疗健康状况的家庭监测、传染病疫情预警等，为居民提供更好的医疗健康服务，从而促进健康医疗设备的产业化发展，经济效率显著。

7 对策建议

总体来说，西方社区卫生信息系统构建较早，与美国、英国等发达国家相比较，我国还处于基层医疗卫生服务的发展阶段。2009年《关于深化医药卫生体制改革的意见》的推行，要求将家庭医生作为基层医疗卫生服务模式的主体，逐步推进家庭医生首诊治疗和双向转诊制度，为实现分级诊疗鉴定了基础并提出了确切的意见。而随着互联网与医疗融合的进一步加深，"互联网+医疗"必将成为推动分级诊疗成功实施的技术保障。在此过程中，应将家庭医生智能化，将医疗联合体和家庭医生签约服务作为重点，加快推进分级诊疗制度的建设。

首要的就是利用信息化、数字化技术推进家庭医生智能化建设。与此不同的是，西方国家一直实行个性化上门服务的私人医生制度，而我国的家庭医生则是以乡镇医院和社区医院的医生为主。为实现"互联网+"分级诊疗的顺利进行，就要切实转变基层医疗卫生服务管理模式、加强基层医疗卫生信息化建设、开展家庭医生签约服务模式、增强医疗卫生信息系统互联互通。这是促进医疗卫生体制改革的重要举措，能为顺利开展分级诊疗做出重要保证。

7.1 需与区域卫生信息平台互联互通，以"激活"家庭医生应用的居民健康档案信息

家庭医生服务平台需要依托各级卫生行政管理部门建设的区域卫生信息平台，通过卫生专网对接区域医疗信息平台，实现与医院、基层医疗卫生机构等互联互通，实现签约居民健康档案、电子病历、检验检查报告等信息共享和业务协同。家庭医生才能真正为签约居民提供更优质的服务，对签约用户信息进行动态管理、健康干预、随访记录等，在居民就医方面提供全程服务、上门服务、转诊服务、预约服务、在线服务等。同时，利用家庭医生服务平台进行个人健康信息更新，不断更新居民健康档案信息，让家庭医生能够及时了解到签约用户的健康体征信息，从而有效做出健康预防措施。

7.2 加强居民个人隐私信息的保护

个人隐私信息泄露是互联网发展的弊端，如何运用互联网+，同时又能保护好签约家庭个人隐私信息是家庭医生服务平台的首要工作。平台从数据源到数据展现，采用多种多层加密方式，保障数据的准确性和安全性。设计家庭医生、居民、医疗机构的认证制度，通过身份认证、手机验证、人脸识别等方式，确认用户身份，为个人隐私信息数据安全保驾护航。互联网+家庭医生服务平台的构建研究，将为提升家庭医生服务能力、为国家多部委联合出台的关于家庭医生签约服务等制度的执行提供强有力的技术支撑。

参考文献

[1] 黎黎，郑张伟. 推进家庭医生签约服务的现状及建议[J]. 世界最新医学信息文摘，2019，19（51）.

[2] 肖蕾，张太慧，张雅莉，李家伟，分级诊疗视角下家庭医生签约服务"签而不约"的原因及对策研究[J]. 中国全科医学，2018，21（25）.

[3] 高和荣. 签而不约；家庭医生签约服务政策为何阻滞[J]. 西北大学学报（哲学社会科学版），2018，48（3）.

[4] 郑研辉，郝晓宁，刘志，薄涛，北京市基层居家医疗护理服务供给现状分析[J]. 卫生经济研究，2020，37（2）.

智慧家庭医生 App 助力基层中医药服务策略研究

（何畅 罗彬義 李锐 李晓王 秋颖 赵静）

　　家庭医生签约服务是落实我国分级诊疗制度的重要措施，也是推动我国医疗资源重心下移、落实基本公共卫生服务均等化及提高基本医疗服务可及性的重要途径。近年来我国家庭医生签约率有了大幅度提升，但是居民"签而不约""签而少约"现象非常普遍，家庭医生服务质量和效率有待提高。2019 年 4 月《国家卫生健康委办公厅关于做好 2019 年家庭医生签约服务工作的通知》提出应大力推进"互联网+"签约服务，各地要加快签约服务信息系统建设和应用，运用互联网、手机 App 等为签约居民提供在线签约、健康咨询、预约就诊、健康管理、慢病随访、报告查询等服务[1]。利用"互联网+"和手机 App 等信息化手段深化家庭医生服务内涵，将中医药融入家庭医生签约服务，是促进家庭医生基层中医药服务提质增效的重要途径，对于充分发挥中医药在基层卫生服务中的特色优势，提高居民对家庭医生中医药服务的获得感和满意度具有重要意义。

1 家庭医生中医药服务存在的问题

1.1 质量

1.1.1 服务内涵深挖不足

　　目前中医药融入家庭医生签约服务的深度不足，中医药服务的内涵有待于进一步挖掘，在社区居民治未病和健康管理中的作用需要加强，家庭医生在为社区居民提供多元化、个性化、连续化的疾病预防和健康管理服务方面有待于进一步做实做细；应充分利用中医药服务特色优势，发挥中医药在公共卫生、护理康复、养老服务等领域中的治疗康复作用[2]。

1.1.2 适宜技术应用不足

　　中医适宜技术包括针法类、灸法类、按摩疗法、中医外治疗法、中医内服法、中药炮制适宜技术等，在社区居民中的认同度和接受度较高。目前社区家庭医生基本以全科医生（即西医）为主，中医药适宜技术推广应用率较低，虽然有些社区卫生服务中心设中医科，但基本都以中医内服法为主，按摩、针灸、中医外治疗法应用率较低，制约了中医药在家庭医生基层卫生服务中的发展。

1.1.3 人才培养力度不足

　　首先，家庭医生数量不足，各区域签约率不平衡，距离国务院提出的 2020 年每万名城乡居民配备 2~3 名合格全科医生的目标还有一定差距。政府主管部门和社区应积极探索将中医医师、健康管理师等纳入家庭医生队伍，弥补家庭医生数量的不足。其次，家庭医生绩效考核制度有待于进一步完善。绩效考核制度激励性不足，指标单一，未纳入签约数量、有效履约、签约质量、患者满意度等多维度考核指标，存在重数量而轻质量的现象。

1.2 效率

1.2.1 签约双方互动渠道不畅

家庭医生"签而不约""签而少约"现象普遍，其中一个重要原因是家庭医生和居民交流互动渠道有限，签约医生服务被动，家庭医生出诊装备、交通工具等基本条件不具备，仅通过患者来社区就医、电话或微信等交流。以黑龙江省哈尔滨市为例，社区医生一般对产妇进行产后入户随访，缺乏对于儿童和老年人，尤其对患慢性病老年人的入户随访服务，中医药健康指导和健康管理作用发挥有限。

1.2.2 签约服务信息化程度不高

家庭医生履约信息化手段应用有限，医患大多采用传统方式进行沟通，建立专门家庭医生信息平台、手机客户端提供在线签约、诊疗预约、健康咨询、健康管理、慢病随访等服务较少，不利于家庭医生与签约居民的交流互动和健康管理，信息化助力作用亟待有效发挥。

2 智慧家庭医生 App 功能及优势

2.1 居民端

2.1.1 健康档案电子化

从家庭医生签约、建档到每次诊疗过程以及入户随访都以电子化的形式记录在家庭医生 App 平台，居民可在 App 上了解个人健康档案、诊疗及处方情况。

2.1.2 签约服务可视化

实现家庭医生履约服务及健康管理过程全程可视化，居民可了解诊前、诊中、诊后医疗信息及个性化健康管理知识，通过 App 平台掌握个人资料、健康档案、电子病历及医学检查结果等。

2.1.3 养生保健信息推送[3]

家庭医生 App 服务模式具有创新性，将被动服务转变为主动服务，通过家庭医生 App 推送的疾病预防、养生保健、愈后康复知识有利于居民进行全生命周期健康管理。

2.1.4 疫情信息公开化

2020 年年初新型冠状肺炎疫情大规模暴发，网络上出现关于疫情的谣言及错误的预防措施，难辨真假。家庭医生在疫情防控中发挥的作用十分有限，而通过智慧家庭医生 App 可以发布权威的疫情动态追踪数据和正确的病毒防护措施，有利于提高疫情信息公开的权威性、透明性和高效性，发挥基层医疗卫生的网底作用，稳人心、抗疫情。

2.2 家庭医生端

2.2.1 履约服务高质化

目前家庭医生在社区居民中存在感不高，究其原因，家庭医生和居民之间沟通渠道不畅，家庭医生服务被动。智慧家庭医生 App 具有在线签约、预约服务、远程医疗、用药指导、在线咨询、养生保健指导等多项功能，对于做好家庭医生签约服务具有重要作用。

2.2.2 履约服务高效化

家庭医生签约服务大多依靠纸质表格记录居民个人信息和家庭医生履约情况，家庭医生签约服务面临"一低两难"（工作效率低、档案保存难、绩效考核难）的问题，影响签约服务质量。智慧家庭医生 App 可以将签约、履约记录上传到电子平台上，家庭医生可以通过平台查看患者健康档案、诊疗记录、随访记录以及患者咨询等，有利于优化工作流程，提高工作效率，按需提供有效的健康管理和个性化服务。

2.2.3 绩效考核可追溯

App 上签约、履约、随访和咨询服务记录保证家庭医生绩效考核数据来源真实和可追溯，有利于绩效考核制度的设立，将服务数量和质量共同纳入考核指标中，使绩效考核有据可依、有制可循。

2.3 App 功能管理集成端

2.3.1 数据采集便捷化

家庭医生管理集成端具有数据采集、实时统计功能，能够分类统计人群签约、履约和续约数据，减轻家庭医生反复统计、上报数据的压力，将更多时间用于履约和健康管理服务。

2.3.2 大数据互联互通

基于"互联网+"家庭医生 App 管理集成功能能够将基层家庭医生工作过程中的数据自动同步至上级监管单位的基本公共卫生和基本医疗等平台，实现数据实时采集、调用、动态健康数据和健康档案的融合共享，从而形成医疗大数据分析和预测，对于疾病防控具有重要意义。

2.3.3 绩效考核科学化

目前家庭医生绩效制度设计不完善，应将管理集成端数据作为家庭医生绩效考核依据，保证绩效考核数据的真实性和可追溯性，将居民在 App 上的满意度评价纳入绩效考核体系中，充分发挥考核的激励作用。

3 智慧家庭医生 App 助力中医药服务提质增效的策略

3.1 政府层面支持 App 应用，提高服务质量

3.1.1 出台鼓励政策推动智慧家庭医生 App 应用

家庭医生是居民疾病防控的守门人，家庭医生服务应充分发挥中医药的独特优势。政府应做好利用信息化手段将中医药融入家庭医生服务的顶层设计，出台相关文件鼓励家庭医生应用现代科技手段[4]，积极推动智慧家庭医生 App 应用推广，设立专项资金用于智慧家庭医生 App 研发、更新和维护，派相关技术人员对家庭医生进行培训、指导，重点是利用家庭医生 App 提供个性化、精细化、推送化的中医药服务，提高疾病预防水平。鼓励医联体之间利用物联网平台实现数据共享和互联互通，加强对智慧家庭医生 App 的宣传推广力度，提高签约居民利用在线服务的积极性。

3.1.2 对家庭医生进行中医药知识和技能培训

2018 年国家卫健委《关于规范家庭医生签约服务管理的指导意见》提出家庭医生团队应提供中医药治未病服务，根据签约居民的健康需求，在中医医师指导下提供健康教育、评估、干预等服务。中医疗效确切、作用独特且服务方式灵活多样，广受社区居民欢迎[5]，应成为家庭医生团队服务的重要内容之一。我国的家庭医生大多采用西医诊疗手段，中医药适宜技术及中药覆盖率不高。政府相关主管部门应组织家庭医生进行中医药知识和技能培训，聘中医药领域专家主讲，对家庭医生进行中医药基础知识和中医适宜技术培训并进行结业考核。这不但有利于优化家庭医生知识结构，推广普及中医药健康文化，而且有利于中医药深度融入家庭医生服务。若条件允许，可将讲座内容和中医适宜技术如按摩手法等分享到智慧家庭医生 App，使居民通过信息化手段提升自身健康管理能力。

3.2 社区层面推动 App 应用，提高服务效率

3.2.1 加强基于智慧家庭医生 App 的产学研一体化合作

在政府大力支持和政策引导下，家庭医生所在的社区卫生服务中心及其他基层医疗卫生机构应加强与高校、科研院所、企业等的产学研一体化合作，由政府制定相关激励政策、拨出专项基金用于智慧家庭医生 App 应用，相关高校及科研院所参与社区智慧家庭医生 App 研发，相关软件企业参与 App 运营维护。中医药院校应为对口社区内的家庭医生提供关于中医药理论、中医适宜技术及智慧家庭医生 App 使用方面的培训或讲座，使家庭医生既能提高

中医药服务能力和水平，又善于利用现代信息化手段提高服务质量。中医药院校应输送专业人才充实到家庭医生队伍中，特别是医学信息学专业毕业生，作为医学和信息科学的复合型人才，对于社区智慧家庭医生 App 开发和社区信息化建设必将大有作为。社区与高校、科研机构、企业加强产学研一体化合作，必将促进智慧家庭医生 App 研发、应用和推广，提高家庭医生中医药服务质量和效率。

3.2.2 基于智慧家庭医生 App 完善家庭医生绩效

2018 年国家卫健委《关于规范家庭医生签约服务管理的指导意见》指出，家庭医生签约服务费应根据服务数量、服务质量、居民满意度等考核结果进行合理分配。目前家庭医生绩效管理机制不完善，重服务数量而轻服务质量，绩效考核流于形式，没有发挥绩效考核的激励作用。相关政府部门应制定统一的家庭医生服务标准和规范，重视中医药在疾病预防及治疗中的重要作用，建立和完善相应的服务绩效考核制度以及科学的绩效考评体系，各地区和社区应因地制宜地制定家庭医生服务绩效考核细则。智慧家庭医生 App 相关数据可以作为家庭医生绩效考核依据，保证绩效考核数据的真实性和可追溯性，建立以工作量、服务质量、中医药服务满意度、社区首诊率、双向转诊到位率等指标为主的科学考评体系，充分发挥智慧家庭医生 App 在家庭医生服务和绩效考评中的信息化、智慧化、科技化作用，切实助力家庭医生服务提质增效。

4 结语

利用"互联网+"及手机 App 等信息化手段深化家庭医生服务内涵，将中医药融入家庭医生签约服务，是促进基层中医药服务提质增效的重要途径，对于发挥中医药在基层卫生服务中的特色优势、提高居民对家庭医生中医药服务的获得感和满意度具有重要意义。

参考文献

[1] 国家卫生健康委.国家卫生健康委办公厅关于做好 2019 年家庭医生签约服务工作的通知[EB/OL].[2019-04-26]. http://www.gov.cn/xinwen/2019-04/26/content_5386470.htm.

[2] 上海市青浦区卫计委办公室.深化社区卫生服务综合改革推进中医药参与家庭医生服务[EB/OL].[2019-12-12]. https://tn.sohu.com/a/281493322_99936515.

[3] 郭晓玲，吴浩，刘新颖，等.智慧家庭医生优化协同模式的构建与实现[J].中国全科医学，2017，20（7）.

[4] 潘华峰.智慧中医药社区卫生服务[M].武汉：湖北科学出版社，2019.

[5] 何畅，王子豪，李铜印."互联网+医疗"背景下中医院门诊智慧药房建设探讨[J].医学信息学杂志，2019，40（8）.

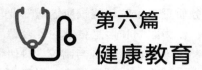

第六篇
健康教育

基于 IMB 技巧模型的健康教育在脑卒中患者自我管理中的效果研究

1 选题背景

1.1 国内外研究现状及发展趋势

　　脑卒中是严重危害人类健康的三大疾病之一，具有高发病率、高致残率、高病死率的特点。中国脑卒中防治报告中指出，我国每年新发脑卒中 200 万例以上，发病率以每年 9% 的速度增长[1]。研究表明，有 70%~80% 的脑卒中存活者存在不同程度的肢体功能障碍，接近 40% 的病人在回归社会后生活不能自理，不仅影响病人的生活质量，也给家庭和社会带来沉重的负担[2]。2018 年全球疾病负担调查结果表明，脑卒中是失能调整生命年（DALYs）损失最高的疾病[3]。经过治疗存活的脑卒中患者在出院后，需坚持进行健康自我管理，才能有效促进康复、延缓病程进展及改善预后，降低慢性脑卒中出院后的再住院率[4]。自我管理是指患者在专业健康保健人员的帮助下，承担部分预防性或治疗性健康保健活动（如病情监测、症状管理、康复锻炼、合理饮食等），从而达到保持、促进自身健康水平，减轻疾病对其自身各项功能影响的目的[5]。国内外研究表明，慢性脑卒中患者的自我管理行为水平总体处于中等或偏低程度，如知识缺乏、症状识别差、不能坚持测体重、限制饮水等，且自我管理行为会随出院时间的延长呈下降趋势[6~9]。

　　大量研究表明，建立在相应理论基础上的行动干预方案是促进行为改变的有效途径，从心理、社会角度构建的行为改变理论对健康行为的预测、预防和干预作用极为显著[10~13]。信息-动机-行为技巧模型（information-motivation-behavioral skills model，IMB）是目前较为广泛的行为改变理论模型。该模型是由 Fisher 于 1992 年首次提出的，主要用于预测预防性健康行为和实施健康教育[14]。该模型借鉴了合理行为理论对于动机的理解，在社会认知理论中引入自我效能的概念，力图通过信息、动机、行为技巧 3 个核心概念解释复杂的健康行为的形成与维持过程，阐释各分量与行为改变之间直接或间接的关联及关联的强弱和方向性，并从这种关联中理解和预测预防行为，探讨行为干预的最佳方案[15]。该理论框架认为行为改变的过程包括：行动者具备充分的与行为改变相关的知识信息；提供有益于健康行为转变的氛围，增强行动者行为改变动机；提供客观可操作性行为技巧；当具备的信息、动机和行为技巧达到一定水平时，最终导致行为转变的发生，引导个体完成行为改变并自觉维持其实施[16]（见图1）。

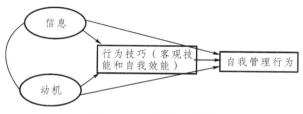

图 1   IMB 模型架构图

研究证明，住院期间，患者通常有要学习的迫切需求，是学习和获得相关疾病自我管理信息的最佳时机[17]。因此，以医院为基础，面向康复期脑卒中患者提供的自我管理方案，是建立医疗服务和患者需求之间交流沟通的桥梁，其中护理人员在慢性病自我管理中承担了关键性作用。

IMB 模型以行为改变的决定因素为出发点进行综合干预，尤其强调动机与自我效能的作用，弥补了多数行为干预研究过度重视相关行为技巧训练的机械过程，而忽略推动这些行为的情感过程的不足，在行为干预性研究中取得了良好效果。因此，本研究将信息-动机-行为技巧模型（IMB）引入脑卒中患者自我管理的干预中，基于 IMB 模型制定的干预方案注重患者信息、动机和行为技巧 3 方面的整体干预，特别强调动机和行为技巧在干预中的作用，弥补了以往理论宣教的不足，具有更强的指导性和实用性。

1.1.1 脑卒中患者自我管理模式研究现状

国内外研究均证明，自我管理模式作为脑卒中二级预防措施具有重要意义，有效的自我管理模式能够改善脑卒中患者的生活质量和肢体功能[18]。国内外学者对脑卒中患者的自我管理干预研究开展得较早，其干预措施多以理论框架为基础，如罗伊适应模型、教育学方法、健康教育模式、健康信念模式等，都取得了较好的干预效果[18]。国外学者 Teresa 等[19]在研究脑卒中自我管理项目时发现医护人员和脑卒中患者共同制订自我管理计划有利于促进患者康复。近 10 年来，我国逐渐有研究者开展了脑卒中患者的干预研究，但干预内容多局限于健康教育，以理论知识的讲解为主，忽视了增强脑卒中患者行为改变的动机和行为技巧的训练。阎凡云[20]曾运用信息-知识-信念-行为（IKAP）理论对慢性心衰患者进行健康教育干预研究，发现干预效果优于对照组。

1.1.2 脑卒中患者自我管理行为影响因素研究现状

国内外研究均证实，自我效能、社会支持、文化程度是脑卒中患者自我管理行为的主要影响因素。Kim 等[21]的研究结果显示，脑卒中患者的自我管理行为与家庭功能的各个方面都有联系；董小方等采用多元线性回归分析显示健康动力、脑卒中防治知识、家庭人均月收入、年龄和性别 5 个变量最终进入了回归方程。因此，自我管理行为的影响因素除了性别、年龄、文化程度以及人均月收入这些不可改变的因素，脑卒中防治知识和自我效能、健康动力也对自我管理行为产生影响。

1.1.3 脑卒中患者自我管理测评工具研究现状

脑卒中患者自我管理行为的测量主要采用两大类量表进行评定：一类为适用于多种研究人群的普适性量表，是由美国学者 Lorig 等[22]编制而成的慢性病自我管理研究测量表（CDSMS）。该量表在国内外慢性病自我管理中得到广泛的应用，并被作为公认的标准，常常是研究者在研制量表时效标关联效度的参照标准。另一类为用于脑卒中患者的特异性量表，是由国内学者徐娜[23]编制而成的青年脑卒中自我管理行为量表。该量表用于评价青年脑卒中患者的自我管理行为。另外，国内学者王艳娇[24]编制而成的脑卒中患者自我管理行为评定量表，适用于意识清楚、病情稳定的脑卒中恢复期患者。

1.1.4 IMB 技巧模型在慢性病患者自我管理中的研究现状

国外已有研究将 IMB 技巧模型应用于艾滋病、糖尿病、冠状动脉搭桥术后的干预研究，并取得良好效果[25]。国内将 IMB 技巧模型应用于腹膜透析、糖尿病、全髋关节置换术患者，研究结果显示，IMB 技巧模型可以提高患者疾病自我护理行为改变的依从性和生活质量[19]。苑翠珍等应用 IMB 技巧模型对心衰患者进行生活方式干预，研究显示，进行过 IMB 技巧模型干预后的患者，其生活方式转变依从性优于未干预的患者。

1.2 必要性

1.2.1 顺应社会发展和患者的健康行为需求

目前，我国国民经济高速发展，人民生活水平稳步提高，人们对健康的需求也在不断发生改变，对医疗护理工作提出了更高的要求，在追求高生存率的同时更加重视自己的生活质量。而脑卒中患者生活状况除了需要及时有效的治疗护理和良好的康复技术，更加需要脑卒中患者终身良好的自我管理。良好的自我管理行为是脑卒中患者最大限度地恢复躯体功能、减少疾病复发率和长期存活的关键，也是提高患者生活质量的重要保证。因此，如何促进脑卒中患者肢体运动功能的恢复，减少其功能障碍，改善脑卒中患者的生活质量，最大限度地提高其自我照顾能力、自我管理能力已经成为患者和医务工作者共同关注的重点问题。

1.2.2 丰富了脑卒中患者自我管理的护理实践内容

我国脑卒中患者自我管理行为整体处于中等偏低水平，影响脑卒中患者自我管理行为的因素主要有社会支持、自我效能、文化程度等。但目前国内外对脑卒中患者自我管理的研究较少，大部分研究处于描述性阶段，且我国对脑卒中患者进行的干预研究集中在日常生活和康复锻炼方面，缺乏全面系统的干预措施和特异性较高的效果评价工具。因此，本研究根据脑卒中患者疾病特点制定基于 IMB 理论的干预方案，对我国将来在临床护理工作中推广和应用脑卒中自我管理干预模式有一定参考作用。

综上所述，目前国内外研究者对脑卒中患者自我管理行为的影响因素研究较多，对脑卒中患者自我管理行为的干预研究很少，且缺乏行为改变理论的指导，尚无 IMB 技巧模型对脑卒中患者自我管理行为的干预研究。IMB 模型包括 3 个基本步骤：评估个体现有疾病知识水平并根据现有最佳实践证据整合信息支持干预方案；采用机动性访谈技术等方式刺激个体行为转变动机；提供具有可操作性的客观行为技巧。同时注重影响行为转变的3大决定因素的干预，并强调对3因素的动态评估及协调整合。本研究将弥补以往干预研究的不足，尝试应用IMB模型为脑卒中患者制订自我管理干预方案，对脑卒中患者的自我管理行为进行系统的评价及分析，将影响脑卒中患者自我管理行为的因素融入其中，从而制定科学的、系统的、有针对性的自我管理干预方案，完成对患者自我管理的干预研究；了解脑卒中患者自我管理的现状，明确信息-动机-行为技巧模型在脑卒中患者自我管理中的干预效果，以期为慢性脑卒中患者从医院-社区-家庭的延续性护理探索出新思路。

2 研究目的

（1）了解四川地区脑卒中患者疾病知识水平及自我管理行为现状；

（2）基于信息-动机-行为技巧模型（IMB 模型）构建脑卒中患者自我管理行为干预方案；

（3）探讨基于 IMB 模型的自我管理行为干预方案在脑卒中患者生活质量、卒中知识水平及自我管理行为中的干预效果，以期为制定有效的脑卒中患者自我管理模式提供依据，为此类患者提供长期的自我管理方法，进而为慢性病患者从医院-社区-家庭的延续性护理探索出新思路。

3 研究方法

3.1 文献回顾法

本项目通过查阅国内外文献，了解自我管理理论基础和脑卒中管理指南的相关文献，总结推荐级别高的干预证据，以最佳证据为导向，初步构建基于信息-动机-行为技巧模型的脑卒中自我管理行为干预方案。确定影响方案构建的主要利益相关者，包括患者、家属、医生、护士、管理者、卫生信息技术人员6类人员。

3.2 问卷调查法

本项目采用患者一般资料调查表、卒中知识问卷及脑卒中自我管理行为量表对脑卒中患者疾病知识水平和自我管理行为能力现状进行调查。为半结构式访谈的内容提供一些参考，也为方案的构建提供依据。样本量计算方式为：

$$N（样本量）=MAX（条目数）\times[10-15\times（1+20\%）]$$

3.3 半结构式访谈法

根据研究需要，采用半结构式访谈法对主要利益相关者（脑卒中患者、家属、医生、护士）进行访谈。制定针对不同访谈对象的访谈提纲。访谈脑卒中患者和家属各10名（以访谈信息饱和为原则），以此了解其对脑卒中自我管理认知现状及需求，同时确认患者和家属需配合内容；访谈专科医生和护士各8名，了解医生和护士可为患者提供的脑卒中自我管理的具体服务内容，为自我管理干预方案的构建提出建设性意见。

3.4 专家咨询法

经过前期的量性和质性研究，通过文献研究与小组讨论，制定基于信息-动机-行为技巧模型的脑卒中自我管理行为干预方案初稿。咨询慢性病护理专家、神经康复治疗医学专家、心理学专家、流行病学及卫生统计专家，在专家的指导下，对干预方案进行反复修订，完善干预内容，使制定的研究方案更具科学性和可行性。

3.5 前瞻性随机对照研究

对符合纳入标准的研究对象按照随机数字表分为干预组及对照组，干预组采用 IMB 技巧模型干预方案加上医院护理常规进行健康教育，对照组按照医院护理常规进行健康教育。比较干预前后两组临床结局指标是否有差异，以验证该干预方案的有效性。

3.6 统计学方法

采用 Epidata3.1 软件建立数据库，应用 SPSS22.0 统计软件对录入的数据进行统计分析：① 定量资料的统计描述应用均数±标准差进行描述，定性资料的统计描述采用率、构成比进行描述。② 采用重复测量方差分析评价脑卒中患者的自我管理情况，分析时间和分组的交互效应。③ 采用独立样本 t 检验、秩和检验及 Fisher's 精确检验评价脑卒中患者自我管理干预的效果，用 $P < 0.05$ 表示差异有统计学意义。

4 项目研究结果

4.1 第一部分：脑卒中患者信息、动机、行为技巧现状调查研究

4.1.1 患者的一般资料分析

本调查的 280 例脑卒中住院患者以男性居多，发病年龄在 60 岁左右，这与我国脑卒中流行病学调查研究结果相符。文化程度为中小学及以下、农民的脑卒中患者居多，分析该人群脑卒中发病率较高的原因可能与患者脑卒中疾病知识较少以及自我管理能力较低有关，提示有必要进行脑卒中健康教育，实施信息和动机干预，在讲解知识时充分考虑干预对象的文化水平，语言要通俗易懂，避免医学术语，同时多使用图片和动画形式。在进行个人动机性访谈时，要强化自我效能感，鼓励患者建立自我管理机制，与护士和家属共同制订康复计划。在国家医疗政策的大环境下，大部分脑卒中患者使用农村医疗保险支付医疗费用，其他使用职工医疗保险和居民医疗保险费用，在一定程度上减轻了患者家庭的经济负担。个人月收入在 3 001~6 000 元的患者最多，调查中超过一半的脑卒中患者家庭经济情况良好，大部分患者表示可以完全或基本支付医疗费用。

4.1.2 患者的脑卒中知识掌握情况现状分析

分析脑卒中知识问卷各维度、各条目可见：正确率在 60% 以上的只有危险因素和健康行为方式 2 个维度，康复知识回答正确率最低。整体来看，本地区脑卒中患者疾病知识掌握较少，且存在个体化差异，这与万丽红在高血压脑卒中患者不同阶段健康知识的研究结论一致。脑卒中知识量表回答正确率较高的条目是：① 在危险因素维度中：94.21% 的患者认为高血压是脑卒中最重要的危险因素；90.46% 的患者认为血脂异常是脑卒中的危险因素；88.89% 的患者认为过量饮酒和 84.76% 的患者认为缺少运动会导致脑卒中。② 在健康行为维度中：87.36% 的患者认为通过加强锻炼可以预防脑卒中的发生；83.24% 的患者认为少喝酒可以减少脑卒中的发生率；80.48% 的患者认为戒烟能预防脑卒中。③ 在急救措施维度中：95.32% 的患者认为脑卒中发作时，应寻求他人帮助，立即拨打急救电话 120。④ 在康复知识维度中：83.29% 的患者认为脑卒中复发率和致残率很高。回答错误率较高的题目是：① 在脑卒中危险因素维度中：91.28% 的患者认为中老年人易发生，青年人不会发生，其原因可能是在大部分人的观念中青年身体素质较好，抵抗力较强，不会患上脑卒中等慢性疾病。因此，在宣讲脑卒中知识时，应让患者对发病危险因素等有正确的认识。② 在先兆症状维度中，80.49% 的患者认为喝水或吃食物时呛咳不是脑卒中的先兆症状，这个症状被忽视的原因可能是患者对脑卒中症状认识不够，或认为呛咳不是很严重，如边吃饭边说话也会引起。这反映出患者对脑卒中知识了解不够。③ 在安全用药维度中，81.56% 的患者认为遵医嘱使用降压药，血压达标后可自行减药或停药。这种错误的想法与医务工作者对患者的知识普及不全，教育不够细化有关。

综上所述，大部分患者能够熟悉一些脑卒中的基础知识，但是对疾病相关的专业知识了解较少，而知识的匮乏会影响疾病自我管理效能感和自我照护技能，所以，有必要构建脑卒中健康教育方案，对得分较低的条目重点干预，对患者实施更全面专业的知识宣讲，从而更好地促进患者康复。

4.1.3 患者的个人动机现状分析

1）患者的自我管理行为现状分析

总体来看，本地区脑卒中患者自我管理水平相对较低。各维度结果分析如下：

（1）得分最高的是饮食管理，可能与患者住院期间的饮食有医护人员的监督且种类选择不多，部分患者已形成饮食习惯及患者病后的食欲不佳等因素有关。其次是疾病管理，大多数患者出院后能够按时测血压，当血压异常时会及时咨询医生，可能是与"有病看医生"观念，患者对医生有一定的信任和依赖性有关。

（2）得分较低的维度是康复锻炼。康复锻炼管理得分低的原因可能因为患者没有掌握正确的康复训练方法而出院后又缺少正确专业的指导，导致患者不敢做、不想做。基于此，本课题考虑在脑卒中健康教育中进行康复锻炼技巧干预。

（3）得分最低的维度是情绪管理。部分患者出院后的情绪一直处于紧张、焦虑甚至抑郁状态，分析其原因可能是其担心疾病对其生活、工作和家庭的影响，自我形象紊乱，疾病的恢复情况及复发情况。

总体而言，本地区患者的自我管理水平相对偏低，对患者进行心理干预，强化其个人动机尤为重要。因此，本研究计划对患者进行动机性访谈，以期待提高患者的自我管理水平。

2）患者的社会支持情况分析

73.02%的脑卒中患者认为自己家庭和睦情况良好，家庭不和睦的较少；69.44%的患者认为其家庭关怀度处于较高水平；亲属朋友探望的频率以每周1次居多。目前，中国大多数脑卒中患者选择家庭作为康复的场所，家庭是患者较为熟悉和感到舒适的环境，家庭照顾者和其他成员的支持对于患者出院后的康复很重要，尤其是家庭照顾者的疾病知识水平和照护能力对于脑卒中患者有很大帮助。因此，为了加强脑卒中患者的家庭照顾者之间的联系，彼此分享照护技能和经验，本课题打算在干预方案中设置社会动机干预，采取联谊会的形式促进其相互沟通，共同促进脑卒中患者的疾病恢复。

3）患者的行为技巧现状分析

从调查结果来看，总得分率为35.91%，重度功能障碍的脑卒中患者占44.45%，总体活动能力处于中等偏下水平。得分最高的是穿脱衣服和平地行走两个维度。得分最低的是洗澡和上下楼梯两个维度。分析该结果的原因可能是穿脱衣服和平地行走是患者每天必须要完成的活动，且穿脱衣服是相对较私密的行为，患者经常锻炼，所以这两项的完成能力会相对较高，而洗澡和上下楼梯不必每日都做，且难度本身就大，需要花费很大工夫才能完成，所以分数相对较低。总体而言，本地区脑卒中患者日常生活活动能力不足，可能与出院后缺少医务人员专业的指导，患者坚持度不够，容易自我放弃有关。所以，本课题在构建健康教育护理方案中将日常生活活动能力培训纳入行为技巧干预方案中，以期能更好地解决问题，提高其生活能力，改善其生活质量。

4.2 第二部分：构建基于 IMB 技巧模型的脑卒中健康教育方案

4.2.1 基于 IMB 技巧模型的脑卒中健康教育的可行性分析

在构建方案初稿阶段，本研究团队先调查了脑卒中患者的信息、动机和行为技巧现状，根据调查结果，又结合了相关指南和文献系统分析，最后再拟定初稿，制作过程比较规范。在专家会议修改初稿阶段，严格筛选专家的条件和设计会议的流程，专家均在脑卒中护理和康复领域有一定的权威性和代表性。最后对专家提出的建议认真总结，并进行修改。如针对初稿中"I-1 知识宣传阶段"，专家建议修改为"I-1 信息传播阶段"，因更加契合信息-动机-行为技巧模型这个构建主题。另外，将相同或相近的干预内容进行合并，如将"II-6 康复知识"容纳在"I-3 行为技巧培训阶段"中，将"II-9 进食技能"和"II-15 吞咽功能训练"融合在一起，可使干预方案更加简洁而精确。总体而言，整个构建过程目的明确，思路清晰、方法得当，本次研制的针对脑卒中患者的健康教育是可行的。

4.2.2 基于 IMB 技巧模型的脑卒中健康教育的实用性分析

首先，该健康教育先深入临床调查了脑卒中住院患者目前的信息、动机和行为技巧现状，根据结果制定方案，再将方案应用于临床，能够对接患者的需求，了解目前临床患者知识的薄弱点、动机不强和行为技巧水平较低的原因，以及患者最为迫切需要改变的问题。其次，增加的 4 个干预主题"吞咽功能训练""言语功能训练""肌力训练"及"并发症的预防"是根据国内外相关指南和文献分析提炼出来的条目，使干预方案更贴近患者的实际需求，更具有权威性。再次，本研究基于 IMB 技巧模型对脑卒中患者进行干预，是一个连续、渐进、完整的过程，并且形成一套干预方案，相对而言，其他脑卒中健康教育研究较形式化、较单调、较片面。最后，本方案不仅制定了干预内容，而且设定了干预的时间、课时、形式和每次干预的主要负责人，使整个方案更加具体详细，操作性更高。由此可见，本研究制作的基于 IMB 技巧模型的脑卒中健康教育具有一定的实用性。

4.3 第三部分：基于 IMB 技巧模型的干预方案在脑卒中自我管理中的应用

4.3.1 研究对象与方法

纳入标准：① 符合全国第六届脑血管疾病学术会议修订的诊断标准，且处于恢复期；② 18 岁≤年龄≤80 岁；③ 患者意识清楚，无沟通障碍；④ 患者出院时伴有至少一种后遗症，日常生活活动不能完全自理，经检查肌力≥Ⅱ级；⑤ 无并发症如吸入性肺炎、泌尿系统感染、压疮、关节挛缩等；⑥ 自愿参加本研究。

排除标准：① 短暂性脑缺血发作者；② 有精神障碍者；③ 伴有严重心、肺、肝、肾疾病或恶性肿瘤者。

样本量计算：两样本均数比较的样本量计算公式为：$n_1=n_2=2[（z\alpha+z\beta）/d]2$，取双侧 $\alpha=0.05$，$\beta=0.1$，查表得 $Z_{0.05}=1.96$，$Z_{0.1}=1.282$，得 $n_1=n_2=32$，考虑到 10%~20% 的失访率，本研究增加 20% 的样本量，需要实际选取样本量 78 例，包括干预组 39 例，对照组 39 例。

抽样方法：于 2019 年 1 月至 2019 年 8 月期间在四川省某三级甲等综合医院神经内科收集 78 例经临床诊断确诊为脑卒中，伴有功能障碍的患者作为研究对象。将其分为对照组 39 例、干预组 39 例。

4.3.2 干预方案

对照组干预方案：对照组采用常规的护理方案，即在患者住院期间，由病房的护士对患者进行健康宣讲，包括脑卒中的饮食、康复、日常生活护理等方面的内容。在出院后第 1 个月，每周电话随访 1 次，之后每月 2 次直至出院后第 3 个月。

干预组干预方案：在对照组的基础上，采用本研究构建的基于 IMB 技巧模型的干预方案。

干预方案大纲：

（1）信息干预：① 患者住院期间参加健康讲座，内容包括脑卒中病因、脑卒中的治疗、健康行为对脑卒中管理的重要性以及如何进行脑卒中自我管理,组织患者及照顾者认真学习，使患者及照顾者对脑卒中有充分的了解和自我管理知识；② 入院当天对患者自我管理知识及行为等信息进行评估后结合患者的病情，采取面对面交流方式，进行一对一自我管理教育；③ 每日对患者提出的问题及疑问予以解释、澄清；④ 给每位患者提供脑卒中健康管理资料。

（2）动机干预：急性脑卒中发作时，临床症状和体征严重，患者非常痛苦，因此本研究采取动机性访谈的阶段性干预策略进行动机干预。具体方法如下：① 无意图期：患者初入院就与其建立相互信任的关系。了解患者家庭对其的支持情况；家庭及患者个人的经济状况；掌握患者心理状态，及时矫正患者心理上对疾病治疗的不正确的认识，帮助恢复正常的心态。② 意图期：引导患者认识自我管理疾病与改善脑卒中预后关系，强化患者追求健康的意识。③ 准备期：提供科学的建议，帮助患者制定个体化的自我管理目标和计划。④ 改变期：协同患者实施已定自我管理计划，通过效果评估，使计划具有可行性和有效性。⑤ 维持期：帮助脑卒中患者建立自我管理的社会支持环境，以使患者得到医院和家庭的干预。

（3）行为技巧干预：首先对每个患者进行个案评估，然后根据评估情况制定个性化的行为技巧干预措施，通过"看、问、听、查、指导"的方法对脑卒中患者情况进行评估，针对脑卒中患者及家属错误行为给予指导纠正。干预措施包括以下几个方面，① 日常自我监测；② 饮食及液体摄入量；③ 规律的运动量；④ 提高服药依从性；⑤ 脑卒中加重症状识别及应对措施；⑥ 寻求支持，记录并评价干预措施的实施情况，及时纠正不规范的行为；⑦ 出院后通过微信视频指导脑卒中患者进行正确的康复训练。出院后随访：在出院后 1 个月、3 个月进行电话随访，持续督导自我管理行为和强化健康教育。课题组参考相关文献制作标准完成手稿，采取电话随访方式，完成资料的收集。

4.3.3 实施步骤

（1）成立干预团队：由神经内科医生 1 名，神经内科护士长 1 名，康复科护士 3 名，神经内科护士 3 名和课题研究者 1 名，共 9 人构成。

（2）信息传播阶段：医生负责疾病知识座谈会的讲解。

（3）动机构建阶段：护士长负责主持家庭照顾者联谊会，统筹并监督实施进程，6 名护士负责脑卒中患者的动机性访谈。

（4）行为技巧培训阶段：6 名护士负责日常生活活动能力培训。

4.3.4 研究结果

1）两组脑卒中患者的一般资料比较

研究过程中干预组有 1 名患者要求退出，最终完成研究的共 77 例，包括对照组 39 例，干预组 38 例。比较分析来看，两组均是男性患者多于女性。干预组平均年龄为 63.38±7.43 岁，对照组平均年龄为 67.00±9.55 岁。经统计学分析，两组脑卒中患者的各项社会学人口资料差异无意义（$P>0.05$）。

2）两组脑卒中患者知识掌握情况比较分析

干预前两组脑卒中患者知识问卷得分无统计学意义（$P>0.05$）。从组内对比来看，从干预前到干预后 1 个月，再到干预后 3 个月，两组患者的得分逐渐增高，但干预组变化更加明显。组间比较，干预后第 1 个月和第 3 个月干预组的得分均值均高于对照组，干预结果具有可比性（$P<0.05$）。

3）两组脑卒中患者自我管理行为情况比较

在干预后第 1 个月和第 3 个月，干预组脑卒中患者的自我管理行为得分均比对照组高，说明两组之间具有差异性（$P<0.05$）。

4）两组脑卒中患者 Barthel 指数比较

两组脑卒中患者的 Barthel 指数逐渐提高，但干预组的变化更加明显。干预组患者的 Barthel 指数在干预后第 1 个月和第 3 个月均高于对照组（$P<0.05$）。

5）两组脑卒中患者生存质量总分比较

两组脑卒中患者出院前生存质量得分差异较小（$P>0.05$），出院后的生存质量得分较出院前有所提高，但干预组提升得更加明显；干预组出院后第 1 个月和第 3 个月的生存质量总分均高于对照组，组间具有对比性（$P<0.05$）。

5 小结

5.1 基于 IMB 技巧模型的干预方案对脑卒中患者信息水平的影响

出院后第 1 个月以及第 3 个月，两组脑卒中患者的知识掌握均较出院前有所提升，且基于 IMB 技巧模型的干预对患者的知识水平的提升相对于实施常规护理的对照组患者的变化更加明显。另外，干预组脑卒中患者在出院后第 1 个月和第 3 个月的知识得分均比对照组高，从研究结果来看，本研究制定的基于 IMB 技巧模型的干预方案能在一定程度提高患者的信息水平，也进一步说明基于 IMB 技巧模型的信息传播阶段的干预内容、形式、时间及课时是可行的，具有一定的效果。

5.2 基于 IMB 技巧模型的干预方案对脑卒中患者动机的影响

个人动机方面，出院前两组脑卒中患者的自我管理行为评定总体得分均比较低，与前期调查研究结果相同，且比较分析无统计学意义。但干预后第 1 个月和第 3 个月，实施基于 IMB 技巧模型的干预方案的脑卒中患者的自我管理行为较对照组有明显的改善，这提示本研究制定的干预方案在动机构建阶段，能提高患者的自我效能感，促进个人动机的构建，赵喜娟的研究也有相近的结论。社会动机方面，干预前，从一般资料结果分析来看，两组脑卒中患者的家庭和睦程度、家庭关怀度和亲属朋友探望的频率，较为接近。干预后第 1 个月和第 3 个月，干预组脑卒中患者的家庭角色适应能力和社会角色适应能力均高于对照组。说明采用了基于 IMB 技巧模型干预方案的干预组患者的家庭及社会功能明显高于对照组患者。由此说明，基于 IMB 技巧模型的干预方案的动机构建阶段的干预内容对于促使患者的动机构建具有一定的积极作用。

5.3 基于 IMB 技巧模型的干预方案对脑卒中患者日常生活活动能力的影响

日常生活活动能力包括患者生活方面的各个行为技巧，本研究主要从吞咽训练、语言训练、肌力训练、进食技能、如厕技能、平地行走等方面给脑卒中患者制定干预方案并实施干预。干预后结果显示，实施了行为技巧培训的干预组脑卒中患者的总体生活技能较对照组有显著提升，提示基于 IMB 技巧模型的脑卒中的干预能提高患者早期康复水平和肢体功能锻炼能力，从而提高患者的日常生活活动能力。总而言之，基于 IMB 技巧模型的干预方案的行为技巧培训阶段能够提高脑卒中患者的日常生活活动能力。

5.4 基于 IMB 技巧模型的干预方案对脑卒中患者生存质量的影响

生存质量，又称生活质量，是指对个体生理—心理—社会功能 3 个维度的全面评价。从研究结果得知，出院后干预组的得分均比对照组高。从各维度来看，生理方面，在语言功能、自理能力、活动功能和上肢功能 3 个维度，干预组较对照组在出院后第 1 个月和第 3 个月有明显的提升。心理方面，干预组脑卒中患者出院后的情绪和思维 2 个维度较对照组有明显提升。社会功能方面，干预后的脑卒中患者的家庭角色适应能力、社会角色适应能力均较对照组明显改善。但精力这个维度，在出院后的第 1 个月，两组患者差异不大，但出院后第 3 个月，干预组脑卒中患者明显优于对照组。这可能是因为对照组脑卒中患者在干预后期坚持不够，加上医务人员随访率降低而导致对患者监督指导不够有关。

总体来看，本研究制定的基于 IMB 技巧模型的干预方案最终能够促进行为的改变，从某些方面提高患者的生存质量，具有一定的临床推广应用价值。

6 质量控制与伦理原则

6.1 质量控制

6.1.1 研究设计阶段

① 在文献回顾结合观察临床实践的基础上，同时咨询脑卒中医疗、护理、公共卫生以及社会心理学相关专家制定研究方案；与导师开展多次小组讨论，确保研究方案的可行性。② 本研究中的干预方案是在查阅大量文献及结合脑卒中患者实际情况基础上自行设计的，并经过多位临床护理及护理教育专家指导进行适当的修改。③ 研究工具均选择国内已广泛应用且信效度良好的成熟量表。

6.1.2 资料收集阶段

① 为保持干预策略的一致性，对研究人员进行统一培训。② 进行 30 例预实验，利用反馈信息完善研讨方案及干预措施。③ 与患者建立信任及配合关系。④ 研究者采用统一性指导语向患者说明问卷填写要求；在填写问卷过程中如有疑问，采用一致性的语言进行解释。⑤ 当场检查收回的问卷，如有缺失项，经解释后请研究对象再次修改填写，再次核对无误后收回。⑥ 出院前告知患者随访填写问卷形式。⑦ 电话随访阶段，采取标准电话访问手稿。

6.1.3 数据整理和分析阶段

① 对收集的资料进行整理，逐项检查并剔除调查数据不完整、无法进行全面分析的无效问卷后按顺序编号。② 采用 Epidata3.0 软件双人核对后录入数据，以保证数据的准确性；录入后随机抽取其中的 10% 进行再次核对，以确保数据的录入质量。③ 对于统计分析中遇到的难题应及时咨询统计专家。

6.2 伦理原则

（1）知情同意原则：充分告知研究对象本研究的目的和意义以及参与本研究的干预方法。保证研究对象自由选择参与或退出的权利，且相关利益不会受到损害。

（2）保密原则：向患者保证其个人信息不会外漏，只供本研究使用。录入资料时，对患者的信息进行编码，保证所有参与人员的信息安全。

（3）无伤害原则：本研究总体干预过程中不会对研究对象造成生理或心理的伤害。

7 项目完成进度与预期成果

（1）第一阶段（2018年8月—2018年12月）：依据干预策略，组成IMB模型干预团队，成员经过统一培训且培训合格；在查阅国内外文献的基础上，将信息-动机-行为技巧模型理论运用到脑卒中患者自我管理干预性研究中，并在此基础上初步制定出干预研究方案。根据预实验结果，对干预研究方案加以修改与完善。

（2）第二阶段（2019年1月—2019年8月）：患者入院后，首先在病情稳定的情况下，征得其同意后，由研究成员向患者发放一般资料调查表、脑卒中知识问卷、中风患者自我管理行为评定量表、日常生活能力评估量表、脑卒中生存质量量表，对其住院期间脑卒中患者生活质量、知识水平和自我管理行为能力现状进行调查。其次是对患者实施脑卒中自我管理行为的信息-动机-行为模型干预方案，开展干预措施；干预后，患者再次填写一般资料调查表、脑卒中知识问卷、中风患者自我管理行为评定量表、日常生活能力评估量表、脑卒中生存质量量表；出院后1个月、3个月进行随访，采用电话随访形式，由研究者代为填写SF-36中文版生活质量量表、脑卒中知识问卷、脑卒中自我管理行为量表。最后应用研究工具对患者干预效果进行客观评价。

（3）第三阶段（2019年9月—2020年3月）：整理并录入搜集的数据，对数据进行统计学分析。

（4）第四阶段（2020年3月—2020年8月）：总结课题与撰写论文，目前已形成研究报告1篇，已在中文核心期刊上发表论文2篇，还有1篇仍在投稿中。

8 研究意义

8.1 理论意义

（1）在患者层面：本研究从信息、动机和行为技巧3个方面进行整体干预，以病人为中心，从脑卒中患者的实际需求出发给予信息支持，加强患者自我管理行为的动机和信念，并通过系统化指导保证自我管理的有效性，提高病人康复训练的依从性，最大限度地提高日常生活能力，最终促进患者更好地回归家庭和社会。

（2）在照顾者层面：患者自我管理行为水平的提高，有助于减轻照顾者负担，改善其不良情绪，提升照顾者的生活质量与健康水平。

（3）在社会层面：IMB模型是指导个体进行行为改变的重要理论模式，为临床管理者、心理和社会工作者的慢性病患者自我管理干预计划的制定提供了新的思路，为优先干预重要因素或重点干预困难因素提供了科学依据。

8.2 应用价值

（1）本项目成果可以推广到各同级别医院及集团医院的脑卒中人群中，降低因患者自我管理不善而导致的不良临床结局发生率；同时适用于脑卒中患者出院后自我管理模式的社区推广，将提高脑卒中自我管理行为干预的针对性和有效性，为其他慢性病的管理模式提供新的思路。

（2）本研究构建的基于 IMB 技巧模型的脑卒中患者自我管理行为干预方案，可报送至全国医院的脑卒中研究中心、非政府组织、社会工作部门等作为决策参考，或直接转化为脑卒中自我管理项目方案评价的工具。

8.3 社会效益

（1）本研究成果是拓展专科护理的职业外延，可以提高脑卒中患者的自我管理能力，提升患者生活质量，提高患者及家属对护理工作的满意度，减轻家属照护压力，有助于提高社会整体幸福指数。

（2）有助于降低患者因自我管理能力不足所出现的再就诊率、再住院率，以及减少并发症的发生，降低患者的经济压力。

（3）有利于协助解决脑卒中患者居家养老难题，缓解社会公共医疗资源的压力，节约医疗成本，具有良好的社会效应和经济效应。

（4）通过学术论文的发表和学术会议的参与，社会各界可以更多地关注脑卒中患者自我管理行为的干预研究。课题研究报告的撰写和提交，为相关管理部门制定更为合理的脑卒中自我管理能力，提升干预计划、评价标准以及关怀政策提供依据。

9 研究创新性、不足之处与下一步研究方向

9.1 创新性

（1）研究理论创新：本项目有针对性地分析脑卒中患者自我管理行为的影响因素，基于 IMB 模型构建适合疾病特征、年龄特点的干预方案。该模型从信息、动机、行为 3 个方面深度解释了健康行为形成维持机制，重视对促进行为改变的情感动机进行干预，从新的角度解释了健康行为的形成与维持，为分析和认识慢性病患者的自我管理行为开辟了新视野，为行为干预性研究开发了新思路，在研究理论上具有创新性。

（2）应用人群创新：本项目首次将 IMB 模型应用于脑卒中患者的自我管理行为干预中，以患者自我管理的个性化需求为导向，能解决患者自我管理过程中的实际问题，在应用人群中具创新性。

（3）研究方法创新：本项目将质性研究和定量分析相结合，通过理论研究、深度访谈、专家咨询等质性研究方法和横断面调查量性方法结合，保证干预方案涵盖内容的全面性、简

约性、稳定性，在研究方法上具有创新性。

9.2 不足之处

出院后 2 周进行随访、采用电话随访形式，存在一定的信息偏倚。

9.3 下一步研究方向

（1）开展预期成果的转化：课题研发的脑卒中患者自我管理行为干预方案，可报送至全国医院的脑卒中研究中心、非政府组织、社会工作部门等作为决策参考，或直接转化为脑卒中自我管理项目方案评价的工具。

（2）自我管理行为是一个连续动态的过程，在今后的研究中，可开展质性研究，探讨分析脑卒中患者自我管理行为变化的过程。

（3）行为改变和维持是一个动态变化的过程，本研究只验证了 IMB 技巧模型在脑卒中患者自我管理中的短期效果。因此，在今后的相关研究中，应适当地延长干预时间，追踪远期干预效果。

参考文献

[1] THRIFT A G，CADILHAC D A,THAYABARANATHAN T，et al.Global stroke statistics[J].Int J Stroke,2014，9（1）.

[2] BENJAMIN E J，BLAHA M J，CHIUVE S E，et al. Heart disease and stroke Statistics-2017update：a report from the American Heart Association[J]. Circulation，2017，135（10）.

[3] 王陇德，王金环，彭斌，等.《中国脑卒中防治报告 2017》概要[J]. 中国脑血管病杂志，2017，14（4）.

[4] 李春梅. 信息-动机-行为技巧模型对心力衰竭患者自我管理的干预研究[D]. 济南：山东大学，2017.

[5] LEONE E，DORSTYN D，Ward L.Defining resilience in families Living with neurodevelopmental disorder： a preliminary examination of walsh's framework field[J]. Journal of Developmental and Physical Disabilities，2017，28（4）.

[6] BAKAS T，CLARK PC，KELLYHAYES M，et al.Evidence for stroke family caregiver and interventions：a statement for healthcare professionals from the american association and american stroke association[J]. Stroke a journal of cerebral circulation，2016，45（9）.

[7] PUCCIARELLI G，VELLONE E，SAVINI S，et al.Roles of changing physical function and caregiver burdenon quality of life in stroke：a longitudinal dyadic analysis[J]. Stroke，2017,48（3）.

[8] TAJVIDI M，DALVANDI A，SAHAF R，et al.Relationship between general health and demographic characteristics of family caregivers of stroke survivors[J]. Iranian Journal of Ageing，2018，12（4）.

[9] LOU S，CARSTENSEN K，JORGENSEN CR，et al.Stroke patients' and informal carers' experiences with life after stroke： an overview of qualitative systematic reviews[J]. Disability and rehabilitation,2017，39（3）.

[10] SIERRA C，COCA A，SCHIFFRIN E L.Vascular mechanisms in the pathogenesis of stroke [J]. Curr Hypertens Rep，2018，13（3）.

[11] ACHE K，LELEU H，NITENBERG G, et al.Main barriers to effective implementation of stroke care pathways in France：a qualitative study[J]. BMC Health Serv Res，2017，14（95）

[12] 中国缺血性脑卒中防治指南 2017 解读[J]. 心脑血管病防治，2017，10（6）.

[13] DUNCAN P，GOLDSTEIN L， MATCHAR D， et al. Measurement of motor recovery after stroke[J]. Stroke，2018，23（8）.

[14] FEIGIN VL，FOROUZANFAR M H， KRISHNAMUTHI R，et al.Global and regional burden of stroke during 1990-2010： findings from the global burden of disease study 2017[J]. Lancent，2017，383（9913）.

[15] 田芳英，何仲，李改珍. 慢性脑卒中病人自我护理状况的调查[J]. 护理研究，2005，19（3）.

[16] KING RB， AINSWORTH C R， RONEN M， HARTKE R J. Stroke caregivers：pressing problems reported during the first months of caregiving[J]. J Neurosci Nurs，2016，42（6）

[17] 贾崇岩. 尘肺患者自我管理量表的开发与评价[D]. 唐山：河北联合大学，2014.

[18] 徐娜,金奕,马占英. 青年脑卒中患者自我管理行为量表的编制及信效度检验[J]. 中华护理杂志，2016，51（1）.

[19] 王艳娇. 中风自我管理项目的构建与应用研究[D]. 成都：成都中医药大学，2012.

[20] HALEY W E，ROTH D L， HOWARD G，et al.Caregiving strain and estimated risk for stroke and coronary heart disease among spouse caregivers differential effects by race and sex[J]. Stroke，2018，41.

[21] KENNON M.SHELDON，LAURA KING.Why positive psychology is necessary[J]. American Psychologist，2016，56（3）.

[22] S M SCHUELLER.Positive psycholog [J]. Encyclopedia of Human Behavior，2017，2.

[23] SYNDER C R.Conceptualizing， measuring and nurturing hope[J]. Journal of Counselingand Development，2015，73（3）.

[24] PIERCE L L，HOMPSON T L，OVONI A L，et al.Caregrirs' Incongruence： emotional strainin caring for Persons with Stroke[J]. Rehabil Nurs，2016，7（5）.

[25] COLLINS L G，SWARTZ K. Caregiver care[J]. American Family Physician，2017，83（11）.

围手术期预防静脉血栓栓塞症的健康教育研究现状

（曾志）

静脉血栓栓塞症（venous thromboembolism VTE）包括深静脉血栓形成（deep venous thrombosis DVT）与肺栓塞（pulmonary embolism PE），是院内围手术期病人非预期死亡的重要危险因素之一，现已成为医院管理者和临床医护人员面临的严峻问题[1]，且发病率有逐渐增加的趋势[2]。一项观察性研究中指出[3]，在全球范围内接受普通手术后发生危及生命的VTE的病例约为1000万例，而我国一项单中心调查显示术后VTE的发生率最高可达63%[4]。患者若确诊为VTE，会严重影响患者术后康复，延长住院时间，增加社会医疗成本，甚至可危及患者生命。而VTE的防重于治，有文献表示[1]进行健康宣教后，有97%的外科住院VTE患者采取了适当的预防措施；同时，2016版《中国普通外科围手术期血栓预防与管理指南》[5]中指出，推荐健康教育与其他预防措施联合作为基础的干预手段，可以将患者VTE的预防意识进一步强化，从而降低VTE的发生率。健康教育是通过传播、教育、干预为主要手段，帮助个体和群体改变不健康行为和建立健康行为，以促进健康为目的所进行的系列活动及过程[6]。且健康教育是目前国内外公认的一项低投入、高效益的干预措施，在众多疾病中有广泛运用[7]。本文主要将围手术期患者预防VTE的健康教育研究进展综述如下。

1 围手术期患者对预防 VTE 的健康教育需求

1.1 围手术期患者对预防 VTE 的认知现状

Kathryn 等[8]评估了 325 名参与者对 VTE 的认识，结果显示有 70%普通的、非医学的参与者不熟悉 VTE，其中 38%不确定 VTE 的危险因素，36%不确定降低风险的措施，54%不知道 VTE 的症状，了解 VTE 相关知识的方法主要是互联网（59%）、家人和朋友（47%）、杂志和报纸（18%）以及电视（17%），而 87%的参与者最需要的学习健康信息的方法是来自卫生保健专业人员的健康宣讲。李凯平等[9]对下肢深静脉血栓患者知信行现状的调查显示，仅 40.1%、35.5%的患者对药物的名称、使用方法、作用及不良反应有所了解，预防意识差。综上可见，围手术期患者对预防 VTE 的认知情况不佳，仍需相关医护人员加强宣讲。

1.2 围手术期患者对预防 VTE 的需求趋势

王明刚等[10]在成年人腹股沟疝围手术期 VTE 发生率和相关因素现状调查中，得出加强手术病人 VTE 预防和治疗措施的健康教育培训，能使接受手术病人血栓形成的风险降到最低，健康教育可以使患者认识到自身 VTE 风险及疾病危害，从而提高对 VTE 的重视程度[1]。冯春韶等[11]在骨折患者围手术期采用健康教育干预，提高了患者的骨折康复知识认识、治疗的依从性。乔安花等[12]对骨科大手术后患者的健康教育需求进行调查，得出术后患者对学习 VTE 相关预防知识及主动学习意愿较高，其中 75%的患者期望将护士的健康教育作为主要宣讲方式。有文献显示[13]患者更强烈地希望在压力较小的时间或环境中（如术前而非术后住院期间）接受系统的健康教育培训。

2 健康教育内容

2.1 VTE 风险和出血风险评估

手术住院病患者均应进行 VTE 风险和出血风险评估，进而判断病人的风险等级，选择恰当的预防措施[14]。中国最新指南[5]推荐围手术期病人采用 Caprini 模型进行 VTE 风险评估，该模型包含了病人自身或手术相关的风险因素，通过相应分值算出病人的风险评分，继而判断病人的风险等级，用以指导预防措施的选择。同时应特别强调病人在围手术期不同时段的风险评估并非一成不变，故应根据病人情况变化进行动态评估。

2.2 疾病相关知识教育

根据患者特点包括不同病程、认知情况、文化层次、宗教信仰等，选择相应的教育内容和相应的教育方式，反复向患者介绍 VTE 的流行病学知识、危险因素、症状体征、预防措施、治疗手段及发生 VTE 的严重后果。乔汇等[15]对患者进行自我管理教育，有效提高了患者术后 VTE 预防的自我管理能力和遵医行为，减少了深静脉血栓的形成。

2.3 物理预防

物理方法包括分级加压弹力袜（graduated compression stockings，GCS）、间歇充气加压装置（intermittent pneumatic compression，IPC）和足底静脉泵（venous foot pump，VFP），其优点是没有药物预防的出血风险。

2.3.1 分级加压弹力袜

分级加压弹力袜可预防小腿血流淤滞。Cochrane针对随机对照试验的综述报道，应用分级加压弹力袜可减少50%VTE的形成[16]。但是弹力袜不能很好地适应患者的腿形或患者穿袜的方式不正确而导致弹力袜不能有效发挥其预防血栓的作用，特别是穿法困难、长时间穿戴使患者体验感下降，造成患者依从性降低[7]。

2.3.2 间歇充气加压装置

间歇充气加压装置可有效减少DVT与低剂量肝素或低分子肝素，降低3倍静脉血栓栓塞性疾病的发生。

2.4 药物预防

基于 VTE 风险和出血风险评估，对不同风险分层的病人（非常低危、低危、中危、高危）推荐了不同的药物预防措施。抗凝药物包括普通肝素、低分子肝素和磺达肝癸钠，需根据患者个体情况选择；使用后要考虑出血等不良风险，监测出血并发症和严重出血危险。

2.5 饮食预防

患者主要进食清淡、低脂饮食，忌食辛辣、油腻肥厚食物；注意多饮水，避免血液黏稠度升高，血液淤滞，加重血栓形成。

2.6 心理社会干预

护士应针对患者围手术期不同时间的心理状况问题进行疏导，纠正不恰当认知，根据患者的不同文化程度及接受能力，采用不同的方法，介绍 VTE 的术前术后预防、危险因素、治疗方法及转归等。魏玉莲[17]通过使用基于健康信念模式的术前健康教育，有效缓解了患者的抑郁焦虑情绪，提高了患者的依从性及预防意识，使患者能够尽早进行功能锻炼，积极接受物理及药物预防，从而降低术后 VTE 的发生风险。

3 健康教育的形式

根据美国联合委员会最新的患者教育标准[13]，应根据患者评估的需求、学习能力和偏好选择教育的方式。健康教育形式多样化，如 App 移动程序[18]、视频宣教[19]、医患互动式教育[20]、个体化指导[21]、照顾者协同式[22]等。司徒纪虹[19]通过采用智能手机的视频宣教方式，提高了妇科术后患者对早期活动方法的掌握程度、术后开展早期活动的依从性及健康教育的满意度。

4 健康教育的评价指标

4.1 健康信念水平

健康信念模式[23]是由霍克巴姆（Hochbaum）于 20 世纪 50 年代提出的，该模式能分析影响人们遵医行为的因素，主要用于预测人的预防性健康行为，以便实施健康教育。现主要用来评估患者对 VTE 预防的健康信念水平，包括感知疾病的易感性、严重性以及感知健康行为的益处，感知健康行为的障碍、健康动力和自我效能。单单单[22]采用 DVT 健康信念问卷为结局指标，来评估对老年髋关节置换术后患者进行照顾者协同的多学科团队健康教育干预后，患者的健康信念水平、患者的 DVT 健康信念提高，下肢深静脉血栓并发症的发生率下降。

4.2 客观指标

生化指标主要是血浆 D-二聚体测定、蛋白 C、蛋白 S、凝血因子等；影像学检查有彩色多普勒超声检查、螺旋 CT 静脉成像等。

4.3 生活质量

生活质量是人类个体在生理、心理、精神和社会等方面的主观感觉和满意程度的综合指标。于静[24]使用生活质量综合评定问卷（GQOL-74）评估下肢手术病人进行健康教育后生活质量的改善情况，主观评估指标包括躯体功能、心理功能、社会功能和物质生活状态。

5 存在问题和展望

综上所述，对于围手术期患者预防 VTE 的健康教育已得到广泛重视，并取得了明显的效果，但是仍存在一些不足。其中，预防 VTE 的健康教育未形成系统的流程，尚未有贯穿患者整个手术过程的连续的健康教育模式，尤其是健康教育的对象大部分是术后患者，而针对患者术前的健康教育研究内容较少且内容不具体，评价指标多为生活质量评价，缺乏临床结局及临床成本效益的评价。健康教育的执行者存在 VTE 相关知识培训不足，重视力度不够，基本预防措施使用率低等问题[4]，值得进一步改进完善。

参考文献

[1] 秦净.医院质量管理对围手术期静脉血栓栓塞症防治影响[J].中国实用外科杂志，2017，37（2）.

[2] 李辉，陈军.胸外科围术期静脉血栓栓塞症专题前言[J].中国肺癌杂志，2018，21（10）.

[3] JHA A K，LARIZGOITIA I，AUDERA-LOPEZ C，et al.The global burden of unsafe medical care：analytic modelling of observational studies[J].BMJ Qual Saf，2013，22（10）.

[4] 王晓杰，陈亚萍，徐园，等.外科静脉血栓栓塞症预防护理现状调查与分析[J].中国护理管理，2019，19（3）.

[5] 刘凤林，张太平.中国普通外科围手术期血栓预防与管理指南[J].中国实用外科杂志，2016，36（5）.

[6] 卢莎，刘丽萍.下肢动脉硬化闭塞症健康教育研究进展[J].中国动脉硬化杂志，2015，23（6）.

[7] 李凯平，刘丽萍.下肢深静脉血栓形成的健康教育研究进展[J].检验医学与临床，2017，14（4）.

[8] Lavall K A，Costello J F.Assessment of the public's knowledge of venous thromboembolism [J].J Vasc Nurs，2015，33（2）.

[9] 李凯平，刘丽萍，刘智平.下肢深静脉血栓患者知信行现状及其健康需求[J].解放军护理杂志，2018，35（9）.

[10] 王明刚，李航宇，张光永，等.我国成年人腹股沟疝围手术期静脉血栓栓塞症发生率和相关因素现状调查（CHAT-1）[J].中国实用外科杂志，2019，39（8）.

[11] 冯春韶，冯银珍，张丽芳.骨折患者护理中健康教育的应用及对康复结局影响分析[J].心电图杂志（电子版），2018，7（2）.

[12] 乔安花，徐喆玥，丁小萍，等.骨科大手术后VTE高危患者健康教育现状及需求调查研究[J].上海护理，2018，18（6）.

[13] GREEN J，BERNHOFER E I.Effectiveness of a patient education plan on knowledge of post-op venous thromboembolism survival skills[J].J Clin Nurs，2018，27（7-8）.

[14] 林长泼，符伟国.普通外科病人围手术期静脉血栓栓塞症风险评估工具及评价[J].中国实用外科杂志，2017，37（2）.

[15] 乔汇，徐永娟.自我管理教育对食管癌术后患者深静脉血栓预防行为的影响效果[J].中国社区医师，2015，31（27）.

[16] 刘琦芳，王丹波.妇科手术中静脉血栓栓塞症的围手术期评估与预防[J].中国实用妇科与产科杂志，2014，30（11）.

[17] 魏玉莲.健康信念模式干预预防全髋关节置换术后深静脉血栓形成的效果研究[D].济南：山东大学，2015.

[18] 倪惠，邵凤慧.APP移动程序在膝髋关节置换手术患者预防深静脉血栓健康教育中的应用[J].健康教育与健康促进，2016，11（4）.

[19] 司徒纪虹，庄静波.基于智能手机的视频宣教在妇科术后患者预防下肢静脉血栓的应用[J].护理与康复，2018，17（4）.

[20] 努尔古丽·买提哈提.互动式健康教育在加速康复外科理念下髋关节置换术患者中的应用研究[D].乌鲁木齐：新疆医科大学，2019.

[21] 张春元.个体化健康教育对下肢深静脉血栓患者生活质量的效果研究[D].长沙：中南大学，2012.

[22] 单单单.照顾者协同的多学科团队干预预防老年髋关节置换术后患者下肢深静脉血栓的研究[D].郑州：郑州大学，2016.

[23] 李春会，李惠玲，邹叶芳，等.中老年髋膝关节置换术后患者下肢深静脉血栓的综合干预策略研究[J].中华护理杂志，2015，50（5）.

[24] 于静.针对性健康教育在提高下肢手术病人生活质量中的应用[J].护理研究，2017，31（2）.

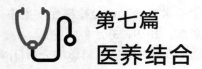

第七篇
医养结合

A Study on the Evolution of Chengdu's Policy Network for Integrated Elderly Care and Medical Services Based on Ucinet 6.0 Software

(Li Bing)

1 INTRODUCTION

In 2013, China published the *Several Opinions of the State Council on Accelerating the Development of the Elderly Care Service Industry*, which opened the course of the development of the medical and elderly care integration policy. In 2015, the *Notice of Plan for the Division of the Key Tasks for the Integration of Medical and Elderly Care Published by the General Office of the Ministry of Civil Affairs and the General Office of the National Health and Family Planning Commission* was published, which clarified the responsibilities of 18 central departments in the work of medical and elderly care integration. However, it did not consider the problem of departmental coordination from a dynamic perspective. As a public policy, the medical and elderly care integration policy will inevitably involve a wide range of public domains, and the coordination of government departments is indispensable in the formulation and implementation of the policy. In the practice of the medical and elderly care integration policy, this kind of collaboration is often expressed as "joint publication". This paper conducts a quantitative analysis of Chengdu's combined medical and elderly care policy network in order to discover the structural characteristics and evolutionary trends of the joint publication network of Chengdu in medical and elderly care integration policy at different development stages.

2 LITERATURE REVIEW

Related literature reviews can be divided into two categories. One is the research of medical and elderly care integration policy. Wei Xiaofei explored the integrated medical and elderly care policies published both on national and Guangxi Zhuang Autonomous Region's level, and policy analysis was conducted [1]; Liu Yana combed the policy network of integrated medical and elderly care services, and analyzed the policy communities and inter-governmental organizations that interact in the process and produce certain causal relationships [2]. Based on the perspective of policy tools, Geng Aisheng and Yu Xiuyan used content analysis to conduct research on China's medical and elderly care integration policies [3,4]. The other one is the research on departments coordination. Luan Wenjing took the intergovernmental cooperative governance as the field of vision, and explored the problems and path selection in the intergovernmental coordination of the integration of medical and elderly care [5]. To sum up, the research on the integration of medical and elderly care policy is mostly qualitative analysis of the policy, and there are few studies on governments coordination.

3 DATA SOURCE

According to the important time nodes when medical and elderly care integration policies were issued and the outline of the national economic and social development plan, this paper divides the development of the medical and elderly care integration policy in Chengdu into two stages: the 12th Five-Year Period (2013-2015) and the 13th Five-Year Plan Period (2016-2020).

The policy texts used in this paper mainly come from the Chinese local laws database in "Law Star" (http://www.law- star.com/), supplemented by policy documents published by the Chengdu Municipal People's Government Office and other government official websites. In this study, a total of 40 policy texts issued at the municipal level in Chengdu from 2013 to 2020 were selected, of which 13 policies were jointly published.

4 METHOD OF ANALYSIS

This research uses the community medical and elderly care integration policies from 2013 to 2020 as the sample to explore the characteristics of Chengdu's medical and elderly care integration policy networks by using the social network analysis. The main bodies of the joint policy issuers are the actors, and the cooperation between the subjects is the relation. Based on the 40 policy texts collected by keywords search, it uses Ucinet6.0 software to construct a policy network matrix, and analyzes the relevant structural indicators. In this paper, the strength of the joint publication is marked in the visualization of the socio-centric network, and all other network analysis uses undirected binary data.

5 ANALYSIS RESULTS

5.1 Socio-centric Network Analysis

This paper uses Ucinet6 software to draw the network diagram of main body joint publishing in two stages (as shown in Figure 1 and Figure 2). The node represents the publishing body, the connection between the two nodes represents the joint publishing relationship between the two bodies, and the number refers to the number of joint publishing between the two subjects.

The first stage: 2013-2015. During the 12th "Five-Year Plan" period, the network density is relatively high and the network structure is relatively balanced. From the perspective of the intensity of joint publishing, the number of joint publishing among the publishing subjects is less, and the core network subjects are not obvious.

The second stage: 2016-2020. During the 13th "Five-Year Plan" period, the number of the main publishing bodies and network lines increases compared with the previous period.

The Civil Affairs Bureau, the Health and Healthy Fertility Committee, the Human Resources and Social Security Bureau, and the Finance Bureau are relatively fixed, and basically form a socio-centric network with these four bodies as important nodes.

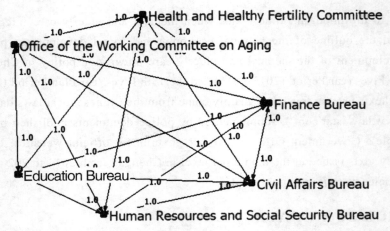

Figure 1   2013-2015 Medical and Elderly Care Integration Policy Network

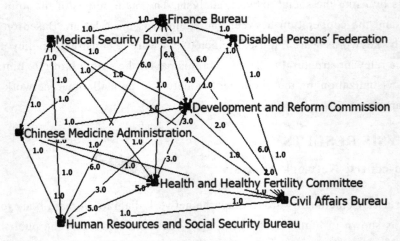

Figure 2   2016-2020 Medical and Elderly Care Integration Policy Network

Table 1 shows that the number of nodes in the socio-centric network has increased, but the overall change is not obvious, and the number of connections has also shown an increasing trend. It shows that more departments are involved in the issuance of the integrated medical and elderly care policy, and the network of integrated medical and elderly care policies has expanded.

Table I   Policy Network Structure Indicators

Period	structure indicators					
stage	Nodes number	Connections number	Network density	Central potential	Characteristic path length	Clustering coefficient
2013-2015	6	15	1	0	1	1
2016-2020	8	24	0.857	50.00%	1.143	0.905

5.1.1 Analysis of socio-centric network density

In the undirected graph, density refers to the ratio of the actual number of connections in the graph to the maximum possible number of connections, and the value range is [0,1], calculated as follows:

$$Density = \frac{2L}{N(N-1)} \qquad (1)$$

N represents the number of nodes in the graph, and L represents the number of connections in the graph.

The network density in the first stage of Chengdu is 1, and in the second stage, it is 0.857. Mayhew and Levinger pointed out that the maximum density value that can be found in the actual network is about 0.5 [6]. It is difficult to develop such a high-density synergy relationship in practice.

5.1.2 Analysis of the central potential of the graph

The central potential is used to describe the overall centrality of the network graph [6]. The formula is as follows:

$$C_D = \frac{\sum_{i=1}^{n}(C_{D\max} - C_{Di})}{\max \sum_{i=1}^{n}(C_{D\max} - C_{Di})} \qquad (2)$$

C_D refers to the central potential of the graph, $C_{D\max}$ refers to the largest centrality in the graph, and C_{Di} refers to the centrality of each node in the graph.

The central potential between 2013 to 2015 is 0, and it is 50% from 2016 to 2020. In the first stage, there is almost no clustering at a certain node. In the second stage, the centrality is higher, and the network tends to gather at certain points.

5.1.3 Small World Theory

The small world theory is an important theory of social network analysis, which derived from the theory promoted by Milgram that "any two strangers in the world can establish a connection in 6 steps at most" [7].

The characteristic path length of the first stage (2013-2015) is 1; in the second stage (2016-2020), it is 1.143. It shows that in this policy network, it requires only less than 2 subjects to connect to another subject that is not directly connected. It can be seen that the network accessibility of the integrated medical and elderly care policy in Chengdu is relatively good, and the network structure is flat.

5.2 Ego-centric Network Analysis

In the ego-centric network analysis, this paper mainly analyzes the centrality. Centrality refers to the status of network actors. The measurement indicators can be divided into degree centrality, betweenness centrality and closeness centrality.

5.2.1 Degree centrality analysis

Point degree centrality describes the direct connection between an actor and other actors, which is divided into local centrality and global centrality [6]. This paper only analyzes local centrality. The formula is as follows:

$$C_D = (n_i) = d(n_i) \tag{3}$$

Where $d(n_i)$ is the degree of the node.

As shown in Table 2, both the Civil Affairs Bureau and the Finance Bureau have the highest degree centrality in the two stages. The influence of the social network nodes in Chengdu changes over time and has different characteristics in different stages.

Table 2   the Degree Centrality of the Social Networks

2013-2015		2016-2020	
node	*degree centrality*	*node*	*degree centrality*
Civil Affairs Bureau	5	Civil Affairs Bureau	7
Health and Healthy Fertility Committee	5	Finance Bureau	7
Finance Bureau	5	Development and Reform Commission	7
Human Resources and Social Security Bureau	5	Health and Healthy Fertility Committee	6
Office of the Working Committee on Aging	5	Human Resources and Social Security Bureau	6
Education Bureau	5	Chinese Medicine Administration	6
—	—	Medical Security Bureau	6
—	—	Disabled Persons' Federation	3

5.2.2 Betweenness centrality analysis

Betweenness centrality is to measure how well a node controls resource [6]. This paper chooses local betweenness centrality to illustrate. The formula is as follows:

$$C_B(n_i) = \sum_{j<k} g_{ik}(n_i) / g_{ik} \tag{4}$$

The g_{ik} represents the number of the shortest paths between nodes n_f and n_k. The n_y and

$g_{ik}(n_t)$ represents the number of the shortest paths between nodes n_f and n_k through node n_t .

As shown in Table 3, during the 12th "Five-Year Plan" period, the betweenness centrality is 0. It shows that all the resource control capabilities in the network are relatively close. During the 13th "Five-Year Plan" period, the betweenness centralities of the Civil Affairs Bureau, the Finance Bureau, and the Development and Reform Commission are relatively high, indicating that their ability to control resources is slightly stronger than other main bodies, but the difference is not significant. To sum up, there is almost no node that serve as information and resource bridges in the policy network.

Table 3   the Betweenness Centrality of the Social Network

2013-2015		2016-2020	
node	betweenness centrality	node	betweenness centrality
Civil Affairs Bureau	0	Civil Affairs Bureau	1.333
Health and Healthy Fertility Committee	0	Finance Bureau	1.333
Finance Bureau	0	Development and Reform Commission	1.333
Human Resources and Social Security Bureau	0	Health and Healthy Fertility Committee	0
Office of the Working Committee on Aging	0	Human Resources and Social Security Bureau	0
Education Bureau	0	Chinese Medicine Administration	0
——	——	Medical Security Bureau	0
——	——	Disabled Persons' Federation	0

5.2.3 Closeness centrality analysis

Closeness centrality measures the ability of a node not to be controlled by other nodes [6]. This paper uses the global closeness centrality for illustration, and the formula is as follows:

$$C_c = \left[\sum\nolimits_{j=1}^{n} d(n_i, n_j) \right]^{-1} \tag{5}$$

In this formula, $d(n_i, n_j)$ refers to the shortest path distance between node n_i and other nodes n_j .

As shown in Table 4, the global closeness centralities from 2013 to 2015 are the same. It shows that nodes have equal power and status in the network. In the second stage, the Civil Affairs Bureau, the Finance Bureau, and the Development and Reform Commission have the highest global closeness centrality (100%), which shows that the three subjects have slightly higher power than other subjects.

Table 4 the Closeness Centrality of the Social Network

2013-2015		2016-2020	
node	closeness centrality	node	closeness centrality
Civil Affairs Bureau	100%	Civil Affairs Bureau	100%
Health and Healthy Fertility Committee	100%	Finance Bureau	100%
Finance Bureau	100%	Development and Reform Commission	100%
Human Resources and Social Security Bureau	100%	Health and Healthy Fertility Committee	87.5%
Office of the Working Committee on Aging	100%	Human Resources and Social Security Bureau	87.5%
Education Bureau	100%	Chinese Medicine Administration	87.5%
——	——	Medical Security Bureau	87.5%
——	——	Disabled Persons' Federation	63.636%

6 MAIN RESEARCH CONCLUSIONS

The following conclusions can be drawn:

1) Main characteristics of the main body of Chengdu's medical and elderly care integration policy

First, Chengdu's medical and elderly care integration policies are mainly published by individual body, and a few are published by multi-department joint publication. Among the 40 medical and elderly care policies collected, joint publishing policies account for only 32.5%.

Second, the scale of joint publishing has shown an increasing trend over time. The Civil Affairs Bureau, the Health Commission, the Human Resources and Social Security Bureau, and the Finance Bureau are the main subjects of joint publishing of medical and elderly care policies. As time evolves, other subjects continuously join the medical and elderly care integration policy network.

Third, the status of the core subjects in the Chengdu joint publishing network is not obvious. Through centrality analysis, it can be found that there is no significant difference in power, status, resources, etc. of the subjects in the Chengdu's medical and elderly integration policy network.

Finally, the main body connection in Chengdu's medical and elderly care integration network is flat. The characteristic path length of the two stages of network is close to 1. Most of the joint publishing subjects have equal relations, and the information communication mechanism is relatively smooth.

2)The enlightenment from the evolution of the policy network for the integration of medical and elderly care in Chengdu

First, in the social networks, the density is relatively high. However, according to Mayhew's point of view, such close coordination may not be achieved in practice [6]. Therefore, while focusing on the participation and cooperation of various departments, Chengdu should improve the operability of policies and strengthen the supervision of departments.

Second, most of the subjects who jointly issued policies on the Chengdu's medical and elderly care integration network have equal rights and little differences. But Knoke believed that equal power was not a kind of power [6]. In the future work on the integration of medical and elderly care in Chengdu, the leading departments of the integrated medical and elderly care should be established as soon as possible in the form of laws and regulations, and the specific tasks of each department should be clarified and assigned.

Our thanks to fund project: Key Research Base of Humanities and Social Sciences of Sichuan Education Department ——Southwest Medical University "Sichuan Hospital Management and Development Research Center", (Key Funded Project) "Research on the Optimization of Community-Based Model of Elderly Nursing Care Combined with Medical Care Service".

REFERENCES

[1] WEI XIAOFEI, PENG RONG, QIN XIANJING,et al. Related policies of the state and Guangxi Zhuang Autonomous Region on the integration of medical and elderly care[J]. Chinese Journal of Gerontology, 2019, 39(22).

[2] LIU YANA. China's Medical and Elderly Care Service Policy Network and coupling coordination[J]. Chinese Administration, 2018(8).

[3] Geng Aisheng. Research on China's Integrated Medical Care Policy[J]. Zhongzhou Academic Journal, 2018(6).

[4] YU XIUYAN, MA YING, WU MAORONG,et al. Analysis of the content of China's Integrated Medical and Elderly Care Policy based on policy tools[J]. China Health Policy Research, 2017, 10(1).

[5] LUAN WENJING, GUO SHAOYUN, WANG ENJIAN, et al. Research on departments collaboration in the integration of medical and elderly care in the perspective of intergovernmental cooperative governance[J]. Journal of Northwest University (Philosophy and Social Sciences Edition), 2018, 48(3).

[6] LIU JUN. Introduction to social network analysis [M]. Beijing: Social Sciences Literature Press, 2004.

[7] MILGRAM S.The small world problem[J].Psychology Today,1967,2(1).

Research on the Network Evolution of Shanghai's Medical and Elderly Care Integration Policy

(Li Bing, Yang Dongqiong, Sun Weijia)

1 Introduction

2013 is the first year of the development of integrated medical and elderly care in China. The *Several Opinions of the State Council on Accelerating the Development of the Elderly Care Service Industry* marked that the elderly care and medical and health services have gradually integrated. The integration of medical and elderly care involves multiple departments such as Civil Affairs, Human Resources and Social Security, Health Department, which means that the formulation of policies for the integrated medical and elderly care is the result of coordination and cooperation of multiple departments. This kind of coordination is usually expressed as "joint publication" in reality. In the field of policy science, [1] the relatively stable relationship model formed by the mutual coordination of policy subjects around a certain policy issue and policy task is usually defined as a policy network. At present, few scholars have conducted research on the integrated medical and elderly care policy network. This paper conducts a quantitative analysis on the integrated medical and elderly care policy network in Shanghai in order to discover the structural characteristics and evolutionary trends of the integrated medical and elderly care policy network at different development stages.

2 Literature Review

Some scholars in China have conducted research on the policy of integrated medical and elderly care. [2] Liu Yana (2018) sorted out the policy network of integrated medical and elderly services from four aspects, and analyzed different behavior subjects, such as policy communities and professional network, which are interacted and produced in the policy making process. [3] Geng Aisheng (2018) used the perspective of policy tools and content analysis to conduct research on China's integrated medical care policy and sorted out the main policy tools used in the integrated medical care policy. [4] Based on the perspective of policy tools, Yu Xiuyan (2017) analyzed the relevant policies on the integration of medical and elderly care, and found that China's "integrated medical and elderly care" policy has problems with policy tools. The above-mentioned research analyzes the content of policy texts from a qualitative perspective, and rarely analyzes it from the perspective of policy networks. This paper uses social network analysis methods, selects the medical and elderly care integration policy documents issued by Shanghai

Municipal Government and related departments in the past 8 years, analyzes the characteristics of the policy network structure formed in different development periods and changes in individual positions in the network, and explores its evolutionary trends.

3 Data Sources

According to the important time node of the issue of integrated medical care policy and the national economic and social development plan, the development of integrated medical and elderly care is divided into two stages: the 12th Five-Year Plan period (2013-2015) and the 13th Five-Year Plan period (2016 - 2020).(as shown in Figure 1)

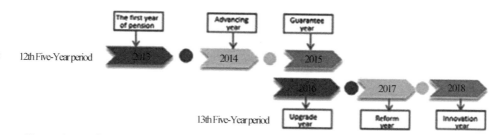

Figure 1   Policy Development Node of the Integration of Medical and Elderly Care

This paper selects Shanghai's public policies concerning the development of integrated medical and elderly care form 2013- 2020 as the research sample. The policy data mainly comes from the "Law Star" (http://www.law-star.com/) database. Meanwhile, relevant policy documents published by Shanghai government official websites are used as supplementary to ensure the comprehensiveness of the sample. According to the screening, the basic situation of the joint document issued by Shanghai concerning medical and elderly care policies are: a total of 11 related policy documents issued from 2013 to 2015, and a total of 58 policy documents issued from 2016 to 2020.

4 Analysis Method

This paper regards the main body of document publication mentioned in the policy documents of integration of medical and elderly care as the actor and regards the cooperative relationship of the joint publication of main bodies as the association of the actors. According to the number of cooperative publication of documents of main bodies, the strength of its cooperative relationship is counted. Afterwards, Ucinet 6.0 is input to form a policy network matrix, and related indicators are analyzed. It mainly adopts undirected multi-valued relationship without distinguishing the direction of the relationship and uses the policy network graph and related structural indicators to study the evolutionary law of Shanghai's integrated medical and elderly care policy network.

5 Analysis Results

5.1 Overall network analysis

Ucinet6.0 is used to draw the policy network diagram of Shanghai in two stages (shown in Figure 2 and Figure 3). During the 12th Five-Year Plan period, the five departments of Civil Affairs Bureau, Human Resources and Social Security Bureau, Finance Bureau, Health Commission, and Development and Reform Commission constituted the core departments of the main bodies of Shanghai's medical and elderly care integration policy. Among them, the Civil Affairs Bureau occupies a central position, and its cooperation relationship with the Human Resources, Social Security Bureau and the Finance Bureau is the most obvious.

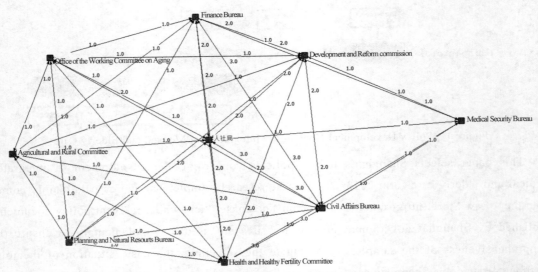

Figure 2　The Policy Network of Integrated Medical and Elderly Care in Shanghai from 2013 to 2015

Figure 3 is the visualization of Shanghai's integrated medical and elderly care policy network during the 13th Five-Year Plan period. Compared with the 12th Five-Year Plan period, the number of participants in Shanghai's integrated medical and elderly care policy network during this period has significantly increased, which means that there is an increasing need for the participation of different subjects in Shanghai's integrated medical and elderly care policy network. In this stage, seven departments, including Civil Affairs Bureau, Human Resources and Social Security Bureau, Finance Bureau, Health Commission etc. are the core main bodies of Shanghai's integrated medical and elderly care policy network. Compared with the first stage, two departments of the Medical Insurance Bureau and the Administration of Traditional Chinese Medicine have been added.

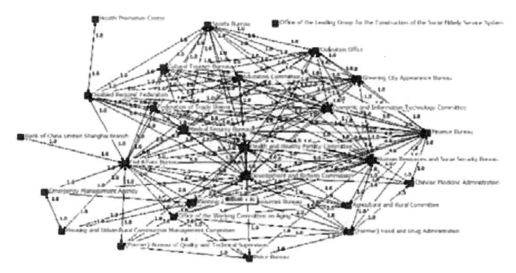

Figure 3   The Policy Network of Integrated Medical and Elderly Care in Shanghai from 2016 to 2020

The structural indicators of the policy network at each stage are shown in Table 1. The more nodes and the more connections, the larger the scale of the policy network and the more complex the relationship of joint publication. The greater the network density, the lower the centrality and the clustering coefficient, the higher the value, means that the closer the connection between the entire policy network and the greater the network's influence on the subjects.

Table 1   Indicators of the Cooperation Network Structure of the Main Body of the Shanghai's Medical and Elderly Care Integration Policy

Time period	Number of nodes	Number of connections	Network density	Central potential	Clustering coefficient
2013-2015	9	66	0.9167	29.76%	1.472
2016-2020	26	274	0.4215	15.63%	1.667

According to Table 1, in the two stages, the number of nodes has gradually increased, and the number of connections between nodes has also increased rapidly, indicating that in the process of the development of integrated medical and elderly care in Shanghai, more and more departments have participated in the publication of integrated medical and elderly care policies. However, the increase in the number of connections is far greater than the increase in the number of nodes, indicating that compared with the first stage, the frequency of cooperative publication among members of the Shanghai's medical and elderly care integration policy network in the second stage is much higher than that in the first stage.

Analysis of overall network density [5]Density refers to the ratio of the actual number of connections in the figure to the maximum possible number of connections, and the value range is [0,1]. The formula is,

$$\text{Density} = \frac{2\,L}{N(N-1)} \qquad (1)$$

Where N represents the number of nodes in the graph, and L refers to the number of connections in the graph.Regarding the optimal value of network density, this article mainly draws on the views of Well-man, Mayhew and Levinger. Well-man believes that when the network density is between 0 and 0.25, the relationship density is low, and the connection is sparse. [6] Mayhew and Levinger believe that the maximum density value that can be found in the actual network is about 0.5.

According to Table 1, the network density in the first stage is 0.9167, and 0.4215 in the second stage. According to the above viewpoints, the resources that can be mobilized by the policies formulated in the first stage are limited, which limits the development of the integration of medical and elderly care to certain extent. In the second stage, the network density is close to 0.5, which is a good value. This stage not only ensures the close contact between policy network members, but also ensures the flow of resources between various departments in the policy network. The policy of multi-departmental cooperation have provided support for cross-departmental collaboration in the development of medical and elderly care integration in reality.

Analysis of the central potential of the graph[5] The centrality of the graph is mainly used to describe the overall centrality of the network graph, and to measure the difference between the centrality of the node with the highest degree of centrality and other nodes in the network. Its expression is,

$$C = \frac{\sum_{i=1}^{n} (C_{max} - C_i)}{\max \sum_{i=1}^{n} (C_{max} - C_i)} \qquad (2)$$

Among them, C_{max} refers to the largest centrality in the graph, $C(n_i)$ refers to the centrality of other points, and i-n represents i to n nodes.

According to Table 1, the centrality of the policy network during the 12th Five-Year Plan period was 29.76%, and that of the policy network during the 13th Five-Year Plan period was 15.63%. In the first stage of the medical and elderly care integration policy network, the tendency toward a certain node is more obvious, while the second stage has a lower central potential index, indicating that compared to the first stage, the network tends to converge to a certain point in this stage. This means that the cooperation between functional departments is more evenly distributed among the departments, and there is no obvious frequent cooperation and publication to a certain department.

5.2 Cluster analysis

The clustering coefficient refers to the degree to which all members of a network are gathered together through social relationships. Its mathematical expression is,

$$\overline{C} = \frac{1}{n} \sum_{i-1}^{n} \frac{2\left|\{e_{fk} : v_i, v_k \in N_i, e_{fk} \in E\}\right|}{k_i(k_i - 1)} \quad (3)$$

Among them, e_{ck} is the connection between two nodes v_i and v_k, and there are k_i (k_i-1)connections between two nodes in each field N_i. In the first and second stages, the values are 1.472 and 1.667 respectively, and the clustering coefficients of the two stages both exceed 1, indicating that the overall network of the two stages has high cohesion. Besides, it shows a trend of gradual increase, which means that information flows faster among various functional departments, and new information can be reproduced in the policy network groups. The status of various functional department networks in the entire society is relatively equal, and it is not vulnerable to other departments [7].

5.3 Analysis of individual network centrality

Centrality measures the core position and influence of the actors in their network and reflects the differences in the positions or advantages of the actors in the social network [5]. It can be divided into three measurement indexes: point degree centrality, intermediary centrality and proximity centrality. This paper mainly uses the point degree centrality and intermediary centrality indexes.

5.4 Point degree centrality analysis

Point degree centrality is measured by the number of nodes directly associated with a certain point in the network. It can be divided into absolute point degree centrality and relative point degree centrality.

This paper mainly uses absolute point degree centrality index. Absolute point degree centrality refers to the degree of a node. In an undirected graph, the absolute point degree centrality of node ni is recorded as,

$$CD(n_i) = d(n_i) \quad (4)$$

where $d(n_i)$ is the degree of node n_i. Table 2 shows the results of the centrality analysis at each stage.

Table 2　the Centrality of Individual Points in Shanghai's Medical and Elderly Care Integration Policy Network

2013-2015	Point degree centrality	2016-2020	Point degree centrality
Civil Affairs Bureau	16	Civil Affairs Bureau	48
Health and Healthy Fertility Committee	13	Health and Healthy Fertility Committee	43
Human Resources and Social	13	Human Resources and Social Security Bureau	38

2013-2015	Point degree centrality	2016-2020	Point degree centrality
Security Bureau			
Finance Bureau	13	Finance Bureau	36
Development and Reform Commission	12	Development and Reform Commission	33
Medical Security Bureau	5	Medical Security Bureau	23
Office of the Working Committee on Aging	8	Office of the Working Committee on Aging	13
Planning and Natural Resources Bureau	7	Planning and Natural Resources Bureau	11
Agricultural and Rural Committee	7	Agricultural and Rural Committee	7
		Disabled Persons' Federation	14
		Greening City Appearance Bureau	13
		Sports Bureau	13
		Economic and Information Technology Committee	13
		Education Committee	13
		Cultural Tourism Bureau	13
		Civil ization Office	13
		Federation of Trade Unions	13
		(Former) Food and Drug Administration	11
		Chinese Medicine Administration	9
		(Former) Bureau of Quality and Technical Supervision	8
		Police Bureau	6
		Housing and Urban-Rural Construction Management Committee	4
		Emergency Management Agency	4
		Health Promotion Center	1
		Bank of China Limited Shanghai Branch	1
		Office of the Leading Group for the Construction of the Social	—
		Elderly Service System	

It can be seen from Table 2 that in the two stages, the degree of centrality of the Civil Affairs Bureau ranks first, and there is a trend of gradual increase, which means that the Civil Affairs Bureau has always been at the center of the policy network. The top six departments in the two stages have a relatively stable fixed combination, which means that the focus of policy objectives in the two stages of the policy network is basically the same.

5.5 Intermediary centrality analysis

Intermediary centrality is a measure of the degree of node control over resources. The greater the intermediary centrality, the greater the degree of interaction between other points controlled by the point, and the more prominent its core position in the network [8].

Intermediary centrality can be expressed by the following mathematical expressions,

$$C_B (n_i) = \sum_{j<k} g_{jk} (ni) / g_{jk} \qquad (5)$$

Among them, g_{jk} represents the number of shortcuts between nodes n_i and nk, and $g_{jk}(n_i)$ represents the number of shortcuts between nodes n_i and n_k through node ni. The individual intermediary centrality of the network at each stage is shown in Table 3 below.

Table 3 Intermediary Centrality of Individuals in Shanghai's Medical and Elderly Care Integration Policy Network

2013-2015	Intermediary Centrality	2016-2020	Intermediary Centrality
Civil Affairs Bureau .	0.6	Civil Affairs Bureau	123.117
Health and Healthy Fertility Committee	0.6	Health and Healthy Fertility Committee	57.7
Human Resources and Social Security Bureau	0.6	Human Resources and Social Security Bureau	49.637
Finance Bureau 13 Finance Bureau	0.6	Finance Bureau 13 Finance Bureau	46.000
Development and Reform Commission	0.6	Development and Reform Commission	35.533
Medical Security Bureau	0.6	Medical Security Bureau	21.583
Office of the Working Committee on Aging	—	Office of the Working Committee on Aging	6.667
Planning and Natural Resources Bureau	—	Planning and Natural Resources Bureau	—
Agricultural and Rural Committee	—	Agricultural and Rural Committee	3.167
		Disabled Persons' Federation	—
		Greening City Appearance Bureau	—
		Sports Bureau	—
		Economic and Information Technology Committee	—
		Education Committee	—

2013-2015	Intermediary Centrality	2016-2020	Intermediary Centrality
		Cultural Tourism Bureau	—
		Civilization Office	—
		Federation of Trade Unions	—
		(Former) Food and Drug Administration	4.667
		Chinese Medicine Administration	0.200
		(Former) Bureau of Quality and Technical Supervision	—
		Police Bureau	—
		Housing and Urban-Rural, Construction	—
		Management Committee	—
		Emergency Management Agency	—
		Health Promotion Center	—
		Bank of China Limited Shanghai Branch	—
		Office of the Leading Group for the Construction of	—
		the Social Elderly Service System	—

It can be seen from Table 3 above that the intermediary centrality of the Civil Affairs Bureau is the highest in the two stages, which means that the Civil Affairs Bureau is the core of the policy network, and many connections are realized through the Civil Affairs Bureau. In the second stage, the intermediary centrality of the Civil Affairs Bureau is much higher than that of other departments, which shows that the Civil Affairs Bureau has a pivotal position in the medical and elderly care integration policy network. At this stage, the degree of centrality and the intermediary centrality of the top 10 rankings have changed (for example, the degree of centrality of the Medical Security Bureau is higher than that of the Disabled Persons' Federation, but the degree of intermediary centrality is lower than that of the Disabled Persons' Federation). This shows that although some institutions in Shanghai's medical and elderly care integration policy network, such as the Medical Insurance Bureau, have jointly issued policies more frequently, their role as intermediaries and hubs in policy formulation is relatively insufficient.

6 Conclusion

Based on the perspective of the policy joint publication, the social network analysis method is used to analyze the joint publication of medical and elderly care integration policies in Shanghai, and the following conclusions are drawn.

1)Trends in the evolution of Shanghai's medical and elderly care policy network

First of all, at the overall network level, Shanghai's policy network for the integration of medical care and elderly care has shown a trend from "closed loop" to "opening up". The density of the first stage is as high as 0.9167, which belongs to a strong relationship network, which limits the inflow of more information and resources, and is a relatively closed policy network. The policy network density of the second stage is 0.4215, which is close to the optimal network density in reality. More policy subjects participate in the network. These newly added departments provide more new information and resources to the entire network. In the second stage, multiple policy subjects also bring greater tolerance to the policy network, which is conducive to policy changes and the adoption of new policies (Zhu Yapeng, 2006) [9].

Secondly, at the individual networks level, the core subject status of Shanghai's medical and elderly care integration policy network has shown a trend from "fuzzy" to "prominent". In the first stage of the policy network, there is little difference in the numerical value of the centrality or the centrality of each subject in the policy network, indicating that the status of each subject in the network is relatively small, and the status of the core subject is not clear. In the second stage, in regard of both the degree of centrality and intermediary centrality, the Civil Affairs Bureau is much higher than other subjects, indicating that the Civil Affairs Bureau is the leading department of the entire policy network. The new policy on the integration of medical and elderly care was initiated by the Civil Affairs Bureau, and through the exchange of resources and information with other policy subjects to better achieve the policy goals (Rhodes, 2006) [10].

2)Enlightenment from the evolution of Shanghai's medical and elderly care policy network

First of all, there are two paths for the evolution of Shanghai's medical and elderly care integration policy network. One is the change in the relationship between policy subjects, that is, the process of establishing and maintaining the relationship. This is reflected in the changes in the number of network entities and the number of connections in Shanghai's medical and elderly care integration policy at different stages. The second is the process of the new system. In the past eight years, there are continuously new subjects participated in Shanghai's policy network, and new resources and information have flowed into the policy network to better formulate new policies.

Second, the policy network for the integration of medical and elderly care is a complex system, but there is a lack of corresponding supervisory body for Shanghai's policy network. In the first stage, there is no relevant regulatory agency to participate in the policy network.

Although the relevant regulatory agency participates in the second stage, and the Food and Drug Administration and the Quality and Technical Supervision Bureau have participated in the release of the medical and elderly care integration policy, the degree of intermediary center is low, and is still in the state of "passive participation". In the follow-up, it should focus on the supervision of the establishment of a policy network, restrict the behavior of various policy subjects, establish an accountability mechanism, and ensure the efficient operation of the network.

Our thanks to fund project: Key Research Base of Humanities and Social Sciences of Sichuan Education Department —— Southwest Medical University "Sichuan Hospital Management and Development Research Center" ,(Key funded Project) "Research on the Optimization of Community—Based Model of Elderly Nursing Care Combined with Medical Care Service" (SCYG2019—02) support for this article.

REFERENCES

[1] WEI XIAO FEI, PENG RONG, QIN XIANJING, et al. Related policies of the State and Guangxi Zhuang Autonomous Region on the integration of medical and elderly care[J]. Chinese Journal of Gerontology, 2019, 39(22).

[2] LIU YANA. China's Medical and Elderly Care Service Policy Network and coupling coordination[J]. Chinese Administration, 2018(8).

[3] GENG AISHENG. Research on China's Integrated Medical and Elderly Care Policy[J]. Zhongzhou Academic Journal, 2018(6).

[4] YU XIUYAN, MA YING, WU MAORONG, et al. Analysis of the Content of China's Integrated Medical and Elderly Care Policy based on policy tools[J]. China Health Policy Research, 2017, 10(1).

[5] JIANG XIN. Research on the application of social network analysis methods in the field of library information[M]. Beijing: Intellectual Property Press, 2015.

[6] WELLMAN B. The community question: the intimate network of East Yorks'[J]. American Journal of Sociology, 1997(5).

[7] XIONG YAO, XU CHENG, XI YONGSHENG. The structural characteristics and evolution of China's Health Policy Network [J]. Public Administration, 2019, 12(6).

[8] CARLOS ANDRE REIS PINHEIRO.Social network analysis in telecommunications [M].Hoboken,New Jersey:John Wiley &Sons, 2011.

[9] ZHU YAPENG. Western policy network analysis: origin, development and theoretical construction [J]. Public Management Research, 2006.

[10] RHODES R A W . Policy network analysis[M]//MORAN M , REIN M , GOODIN R E. The oxford handbook of public policy. Oxford: Oxford University Press,2006.

Analysis of Satisfaction to Community-based Integrated Medical and Nursing Services and its Influencing Factors among Elders in Chengdu

(Li Bing, Hu Rui, Peijia Tian)

The problem of aging population in China is becoming more and more serious, and the pressure of taking care for the elderly living alone, disabled and demented is gradually becoming more prominent. In this context, the combination of community medical care and elderly care services is a useful exploration to deal with the challenges of aging[1]. As the closest living place for the urban elderly, the community can become a platform to integrate elderly care services and medical resources and incorporate most of the elderly into the socialized elderly care system[2]. Community-based integrated medical care services is the best choice[3]. In recent years, Chengdu has also relied on city resources to develop integrated medical care and elderly care services in the practice of community governance. The purpose of this study is to understand the current situation and influencing factors of the satisfaction of the elderly in Chengdu with community medical care and elderly care services, so as to provide a basis for optimizing the relevant service system in the future.

1 Objects and Methods

1.1 Research subjects

In January 2020, based on a stratified random sampling method, 17 key locations in the five main urban districts of Chengdu, namely Qingyang, Jinniu, Jinjiang, Wuhou, and Chenghua districts were picked as survey locations. The elderly's satisfaction with the combined medical care and elderly care services in those communities where they live was surveyed. Inclusion criteria: ① Age ≥ 60 years old. ② Living in Chengdu for more than 6 months. ③ The elderly themselves and their caregivers voluntarily cooperate with the questionnaire survey. ④ The surveyed objects have clear consciousness and a relatively accurate understanding of the question.

1.2 Research Methods

1.2.1 Survey tool

The survey questionnaire is designed on the basis of consulting relevant literature and revised after conducting the preliminary survey. The main content includes four parts: ① the basic characteristics of the elderly. ② community medical care service survey. ③ satisfaction survey: there are 13 items, and the Likert five-level scale is adopted to score satisfaction. The assignment rules are: 1 = "very satisfied", 2 = "satisfied", 3 = "normal", 4 = "unsatisfied", 5 = "very dissatisfied". ④ Open questions.

1.2.2 Survey and statistical methods

The questionnaires are filled out by the trainers through a face to face way. A total of 405 questionnaires were distributed this time, and 392 valid questionnaires were recovered, with an effective rate of 96.8%. SPSS 24.0 was used for data analysis. The satisfaction index adopts principal component factor analysis, and the factors that affect the elderly's satisfaction with community's integrated medical care are performed by single factor χ^2 test and multi-factor unconditional logistic regression analysis. If $P<0.05$, it was considered as statistically significant.

2 Results

2.1 General situation

2.1.1 Basic characteristics of the elderly

Among the 392 elderly in this survey, 174 are males and 218 are females; the youngest is 60 years old and the oldest is 96 years old; 77 people have rural household registration and 315 people have urban household registration; 81 people live alone, 150 people live with spouse, 158 people live with spouses and children, and 3 people live with nanny or other people; 57 people have a pension less than 1 000 yuan, 190 people with 1 000~3 000 yuan, 104 people with 3 001~ 5 000 yuan, and 41 people with more than 5 000 yuan; 54 people think they are very healthy, 179 people are in good health, 138 people have some diseases, and 21 people are not able to take care of themselves.

2.1.2 Community medical care services

372 people have medical insurance, 119 people have received family doctor services, 242 people have received community health management services, and 37 people have received community life care services (including meal assistance, agency services, cleaning assistance, etc.) , 215 people have received community spiritual care services (including entertainment activities, volunteer services, etc.), 39 people have received community smart elderly care services (including smart wear, remote medical diagnosis, etc.), 134 people can go to see a doctor within 5 minutes of walking, 213 people within 5~15 minutes, and 45 people over 15 minutes. (See Table 1)

Table 1　General Situation of the Elderly

Variable		Number	Percentage
Gender	Male	174	44.4%
	Female	218	55.6%
Ages（years）	60 ~ 69	100	25.6%
	70 ~ 79	170	43.4%
	80 ~ 89	111	28.3%

Variable		Number	Percentage
	Over 90 years old	11	2.8%
Household registration	Rural	77	19.6%
	Urban	315	80.4%
	Qingyang District	84	21.4%
	Jinjiang District	52	13.3%
District	Jinniu District	64	16.3%
	Wuhou District	107	27.3%
	Chenghua District	85	21.7&
	Living alone	81	20.7%
	Living with spouse	150	38.3%
Living style	Living with spouse and children	158	40.3%
	Living with nanny or other people	3	0.8%
	≤ 1 000	57	14.5%
	1 000 ~ 3 000	190	48.5%
Pension（yuan）	3 001 ~ 5 000	104	26.5%
	＞5 000	41	10.5%
	Very healthy	54	13.8%
	In good health	179	45.7%
Health self-assessment	Have some diseases	138	35.2%
	Not able to care of themselves	21	5.4%
Is there medical insurance?	Yes	372	94.9%
	No	20	5.1%
Is there a family doctor?	Yes	119	30.4%
	No	273	69.6%
Ever received community health management services ?	Yes	242	61.7%
	No	150	38.3%
Ever received life care services in the community?	Yes	37	9.4%
	No	255	90.6%

Variable		Number	Percentage
Ever received community spiritual care services?	Yes	215	54.8%
	No	177	45.2%
Ever received smart elderly care services from the community?	Yes	39	9.9%
	No	353	90.1%
How long does it take to walk to the nearest places to see a doctor?	≤5 minutes	134	34.2%
	5 ~ 15 minutes	213	54.8%
	>15 minutes	45	11.5%

2.2 Satisfaction situation

2.2.1 Validity reliability test

In terms of validity, the KMO value is 0.879, and the Bartlett significance is 0.00<0.01, so it is suitable to use factor analysis. In terms of reliability indicators, Cronbach's α index is 0.900, indicating that the items are consistent. The satisfaction evaluation indicators have good reliability and high reliability.

2.2.2 Factor analysis

The purpose of extracting common factors is to construct objective evaluation indicators[4] and simplify the difficulty of explaining the original variables. Principal component analysis was performed on the basic data of 13 questions about community medical care service satisfaction, and the principal factors with feature values greater than 1 were extracted. It explained and named four common factors of community medical and elderly care services, service personnel, life and environment, and spatial superiority. The cumulative variance contribution rate was 70.209%, which can effectively explain the overall satisfaction. (See Table 2)

Table 2　the Factor Load Matrix after Rotation and Score of Satisfaction

Primary	Secondary index	Component 1	Component 2	Component 3	Component 4	Average
Community medical care service	X_1 Medical and health services	0.844	0.263	0.048	0.142	2.77±0.848
	X_2 Medical facility equipment	0.836	0.188	0.162	0.226	2.74±0.839
	X_3 Elderly services	0.780	0.281	0.236	0.119	2.86±0.800
	X_4 Elderly care facilities and equipment	0.688	0.221	0.452	0.091	2.79±0.859
Community Service personnel	X_5 Timeliness	0.225	0.842	0.240	0.039	2.69±0.864

Primary	Secondary index	Component 1	Component 2	Component 3	Component 4	Average
	X_6 Service attitude	0.162	0.798	0.193	0.204	2.47±0.887
	X_7 Professional level	0.286	0.796	0.136	0.061	2.85±0.900
	X_8 Number of personnel	0.252	0.650	0.341	0.160	2.68±0.752
Community life and environment	X_9 Community life facilities	0.206	0.278	0.779	0.083	2.55±0.889
	X_{10} The environment is comfortable and clean	0.026	0.229	0.742	0.235	2.51±0.899
	X_{11} Cultural and entertainment activities	0.308	0.144	0.662	0.020	2.71±0.863
Superiority of community space	X_{12} Convenient medical treatment	0.294	0.009	0.067	0.836	2.29±0.710
	X_{13} Convenient life	0.077	0.288	0.204	0.769	2.10±0.579

2.2.3 Satisfaction score

After comparison, the 13 index satisfaction levels from high to low are: X_{13} life convenience, X_{12} convenience of medical treatment, X_6 the attitude of community service staffs, X_{10} cleanness of environmental facilities, X_9 community living facilities, X_8 personnel number of community service, X_5 degree of timely service, X_{11} cultural and entertainment activities, X_{12} medical facilities and equipment, X_1 medical and health services, X_7 professional level of service personnel, X_4 facilities and equipment for the elderly, X_{13} elderly care services. (See Table 2)

Because each index evaluates satisfaction from different angles, it is impossible to summarize the overall situation. In this study, we determined the specific weight of each indicator according to the factor score coefficient matrix and obtained the satisfaction score of each elderly. The formula is:

$$M_i = 0.3113F_1 + 0.3004F_2 + 0.2283F_3 + 0.1606F_4$$

Where Mi is the satisfaction score of each elderly, where the coefficient is the ratio of the square sum of the four principal components of the rotating load to the total square sum of the rotating load.

$$F_1 = 0.394X_1 + 0.372X_2 + 0.327X_3 + 0.257X_4 - 0.074X_5 - 0.123X_6 - 0.021X_7 - 0.062X_8 - 0.076X_9 - 0.187X_{10} + 0.036X_{11} + 0.018X_{12} - 0.168X_{13}$$

F_2, F_3, F_4 are the same. Finally, the satisfaction score of the elderly in Chengdu with the community medical care and elderly care services is obtained according to the actual weights of the 13 indicators, which is 2.62±0.547 points.

2.3 Analysis of Factors Influencing Satisfaction

The comprehensive satisfaction score of the elderly is taken as the dependent variable, and it is stipulated that the score ≤ 2.5 is regarded as satisfaction, and the score > 2.5 is regarded as dissatisfaction, which are coded as 1 and 0 respectively. The independent variables were set to the 14 variables in Table 1, and multivariate unconditional logistic regression analysis was performed. The results show that in the regional differentiation, the satisfaction level of Jinjiang District is relatively low; the elderly who are very healthy are more likely to be satisfied; the elderly who have received community health management services and smart elderly care services are more satisfied; those who have received the services of a family doctor are less satisfied. (See Table 3)

Table 3 Logistic Regression Analysis Affecting the Satisfaction of Elderly Community Medical Care Services

Item	Comparison group	Reference group	Regression coefficient	Standard error	Waldx^2	P	OR	95%CI
Region	Qingyang	Chenghua	−0.121	0.332	0.132	0.716	0.886	0.462~1.700
	Jinjiang		−1.443	0.433	11.076	0.001	0.236	0.101~0.553
	Jinniu		−0.281	0.358	0.618	0.432	0.775	0.374~1.523
	Wuhou		−0.135	0.313	0.187	0.666	0.874	0.473~1.613
Self-evaluation of health	Very healthy	Not able to care of themselves	1.858	0.592	9.857	0.002	6.411	2.010~20.451
	Good healthy		0.615	0.522	1.386	0.239	1.850	0.664~5.151
	There are some diseases		0.144	0.531	0.074	0.786	1.155	0.408~3.269
Ever received health management serv ices?	Yes	No	0.784	0.244	10.311	0.001	2.190	1.475~6.657
Ever received smart elderly care serv ices?	Yes	No	1.142	8.830	0.003	3.134	3.357	1.357~3.533
Whether signed a family doctor?	Yes	No	-0.555	0.270	0.225	0.040	0.574	0.338~0.975

3 Discussion

3.1 Satisfaction status of elderly community medical care and elderly care services in Chengdu

In this study, the overall satisfaction score of the elderly in Chengdu is 2.62 ± 0.547 points, which is between satisfactory and average. Among the specific indicators, the elderly are more satisfied with the convenience of medical treatment and life, which reflects the spatial superiority of urban communities. Satisfaction with indicators such as community elderly care services and facilities, medical services and facilities is relatively low, indicating that the current supply level of community medical care services cannot meet the care requirements of the elderly.

From the perspective of factor contribution, expanding community medical and nursing service functions, strengthening community service staff, optimizing the community living environment, and improving the spatial accessibility of community medical and nursing services are effective ways to improve community medical and nursing service satisfaction. In terms of specific measures, according to factor loads, first, medical care is the most important component of community medical and elderly care services. The conclusion is consistent with Zhang Xiaoyi's findings in the community service survey that the elderly are most in need of assistance [5]. This shows that the elderly have the highest demand for medical services due to weakened physical functions [6]. Communities should strengthen primary-level medical and health services and intervene in common senile diseases; second, in terms of community service personnel, the elderly are most concerned about the timeliness of service provision. Therefore, service personnel should be more proactive in serving the elderly and give full play to the key role of the talent team in the community medical care service system; third, in terms of community living environment, the old communities should be transformed to adapt to the aging process to enrich and expand the residents; finally, in terms of spatial superiority support, the community should rationally arrange the surrounding life service facilities under the background of Chengdu's construction of a "15-minute life service circle" to improve the convenience of medical treatment for the elderly.

3.2 Analysis of factors affecting the satisfaction of elderly community medical care services

According to logistic regression analysis, the satisfaction of the elderly in Chengdu with community medical care services is closely related to regional differences, their own health status, whether they have received community health management services, community smart elderly services, and family doctor services. This is because the differences in the demographic characteristics of the elderly and the conditions of receiving services lead to differences in the expectations and perceptions of the elderly for community medical care services, which in turn affects satisfaction [7].

3.2.1 Regional differences

This study shows that there are regional differences in the satisfaction of the elderly community medical care services in Chengdu. The types of communities in Chengdu are complex, and the development of community medical and nursing care in different regions is uneven. The H community in Jinjiang District in this survey is a typical old community. In this survey sample, 76.9% of the elderly pension level is lower than 3 000 yuan, which is significantly lower than other urban areas (P=0.00<0.05). In the answers to the open questions, the elderly strongly responded to issues such as the lack of green area and the damage of public facilities, which greatly reduced the satisfaction evaluation.

3.2.2 Health self-assessment

This study shows that healthy elderly people are more likely to be satisfied with community medical care services, which is similar to the conclusion of Ma Wenjing [8]. The target of integrated medical care services is elderly people with different health conditions. In the current situation of limited resources for integrated medical care services provided by the community, healthy elderly people are more likely to be satisfied by participating in community activities or receiving community services. In the future, it is necessary to optimize the allocation of care services for the elderly, pay attention to key elderly groups such as disabled living alone, and provide nursing protection for more elderly groups.

3.2.3 Health management services and smart elderly care services

In this study, the health management and smart elderly care services provided by the community have a higher positive impact on the satisfaction of the elderly. Various health management services are the most direct contribution to elderly care services. The experience of various types of services based on actual needs is more conducive to meeting the needs of the elderly. The government should further implement the national basic public health service projects at the community level. Similarly, the elderly who have received community smart elderly care services are more satisfied with the quality of community medical care services. The community smart elderly care model uses Internet tools to fully integrate medical care and nursing care, breaking the time and space constraints of medical and elderly care services [9]. Therefore, it is recommended that the government should accelerate the use of technologies such as the Internet of Things, big data and the construction of home care service information platforms to provide elderly care services such as aerial care consultants and smart wearable devices.

3.2.4 Signing of family doctors

It is worth noting that in the survey, the satisfaction of the elderly who have received the services of family doctors is relatively low. Because the contracted services of family doctors in the community did not meet the expectations of the elderly. In recent years, teams of community family doctors have been gradually built up in various regions, but the team configuration and functions do not match the needs of elderly services, which has affected the effectiveness of community health services. Therefore, a team of family doctors centered on general practitioners, community workers, psychotherapists, etc. should be built to strengthen information sharing, develop diversified service packages, and increase the appeal of service content.

3.3 Summary

To sum up, this study chooses Chengdu as a sample to explore the influencing factors and feasible optimization paths of community medical care and elderly care service satisfaction. Different places should focus on the supporting role of community platforms combining field experience, actively promote the community medical care and elderly care service model, improve basic public health services in urban communities, and enhance the happiness and sense of acquisition of the elderly. The conclusions of this study may not be applicable to urban outskirts or rural areas. Due to the different levels of implementation of relevant policies and practices in various regions, follow-up studies should further expand the sample scope to explore ways to optimize services.

The research works in this dissertation are financially supported by the project: Key Research Base of Humanities and Social Sciences of Sichuan Education Department ——Southwest Medical University "Sichuan Hospital Management and Development Research Center", (Key funded Project) "Research on the Optimization of Community-Based Model of Elderly Nursing Care Combined with Medical Care Service" (SCYG2019-02).

REFERENCES

[1] DENG DASONG, LI YUJIAO. Integrating old age care with medical service: rational institution, imbalance between supply and demand and innovative solutions [J]. Journal of Xinjiang Normal University(Philosophy and Social Sciences),2018,39(1).

[2] TONG XING. Develop community home care services to cope with aging [J]. Exploration and Contention, 2015(8).

[3] YAN NI. The choice of pension for empty nesters in the Urbanization Process: community medical-penson combined [J]. Journal of Huazhong Agricultural University(Social Sciences Edition), 2015 (4).

[4] DU R Y, KAMAKURA W A. Improving the statistical performance of tracking studies based on repeated cross-sections with primary dynamic factor analysis [J]. International Journal of Research in Marketing, 2015, 32(1).

[5] ZHANG XIAOYI, LIU BANGCHENG. Service quality of elderly homecare in community.a SERVQUAL - based structural model [J]. Chinese Journal of Population Science, 2011(3).

[6] WU KECHANG, LIU ZHIPENG. Research on the construction and satisfaction of the community pension system in super large cities—based on the empirical survey of Guangzhou [J]. Tribune of Study, 2019(5).

[7] M JOSEPH SIRGY, ROBIN N WIDGERY, DONG-JIN LEE, et al. Developing a measure of community well-being based on perceptions of impact in various life domains[J].

Social Indicators Research,2010, 96(2).

[8] MA WENJING, ZHENG XIAODONG, XIANG XIANGMING. The influence of community endowment service on life satisfaction of the elderly—a mediating effect analysis based on physical health and leisure activity [J]. Journal of South China University of Technology(Social Science Edition), 2019, 21 (1).

[9] LIAO SHENGWU, ZHU HONG, TAN BIHUI. Challenges and countermeasures for the delivery of internet-based integrated medical and nursing care for community- dwelling elderly people with chronic diseases [J].Chinese General Practice,2019,22(7).

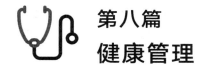

第八篇
健康管理

社区中医药健康管理发展策略研究

（谷昕 吴海燕 宁南 曹净植）

1 社区中医药健康管理存在的问题

1.1 社区居民对中医药仍缺少足够认知

中医药"治未病"理念的社区人群认知度及社会普及度，是社区中医药健康管理得以有效实施的重要基础。在中医药"治病"健康工程实施的过程中，中医药"治未病"思想及其健康管理的理念得到了大力的宣传。这使社区中一些患有慢性病的居民对中医药的"治未病"理念有了初步认识，但是由于社区居民大多受到"没病就是健康，体检就是浪费，有病就找医生，治病就是打针吃药"的传统思想观念和传统医疗模式的影响，对于中医药健康管理的理解仍停留在表面。人们对中医药"治未病"的理念，中医药在健康管理中具有相当大的优势作用的认知程度还不够。大多数人对中医药的认知还仅仅停留在中医药的治疗手段层面，有些人甚至认为中医药就等同于中草药、中医针灸和推拿。而对于中医药健康管理需求较高的人群，则一般是受教育程度较高、收入水平较高、家庭经济条件较好的人群。还有部分人群因为受到特定的生活环境或者工作环境的限制，很少或者难以接触到健康管理的发展理念，或者是因为自身文化程度较低，对于新事物的理解能力和接受能力较弱，无论从客观上，还是主观上都不愿意去了解和接受像健康管理这样的新事物，甚至觉得这是浪费时间和金钱的活动。

1.2 服务社区的中医药人才缺乏

在社区健康管理模式中，全科医生一直以来都处于核心地位，健康管理职能的发挥也是紧密围绕着全科医生展开的，从社区居民健康档案的建立，居民健康状况的综合评价，到健康干预和指导计划的实施，康复过程的监测，这些都需要全科医生的全程干预。但由于缺少与全科医生协作的专业健康管理从业人员，社区健康服务人员的结构过于单一，这就使健康管理职能大多集中于全科医生。此种情况无疑加大并加重了全科医生的工作量和工作压力。很多社区卫生服务中心自身及工作人员"以疾病为中心"的观念尚未改变，社区中医药健康管理服务要求社区医生在掌握中医药健康管理基本理论的基础上，有一定中医临床实践经验。但目前社区中仍存在医师的配备不足，从事中医药健康管理服务工作的专业人才缺乏，从业者以初中级职称为主，受教育程度也普遍不高，在实践工作中，能够承担中医药健康管理服务项目的社区医生人数很少等问题，因此导致大量中医药健康管理服务项目无法开展，缺少服务设备和规范的技术指南，难以提供有效的中医药健康指导。

1.3 社区中医药健康管理服务能力不足

社区层面提供的健康管理服务模式，重治疗、轻预防且存在标准不明、定位不清等情况，健康管理服务本身并没有选择适合自身发展的特色资源模式，没有探索出符合自身发展状况的有效路径，致使健康管理服务出现实质性的偏差。社区居民受现有医学模式的影响，尚未形成科学的健康观，对于疾病的恐惧和未知更加重了患者的负面情绪，有病乱投医的现象仍然普遍存在。在现有卫生服务机构发展的条件下，大医院的就医资源确实要比基层的资源丰富，如果社区健康管理服务机构只是简单地模仿和复制大医院的诊疗模式，而不是结合自身区位充分发挥便民优势，改变社区卫生服务发展现状，选择适合自身发展的医疗资源，将无法形成符合社区居民需求的健康发展模式。

2 社区中医药健康管理发展策略

2.1 加大在社区居民中对中医药"治未病"的宣传力度

推广社区中医药健康管理服务，必须要提高社区居民对中医药的认知度和认同度，为了推动中医药"治未病"文化和中医药预防保健知识的传播，促进我国中医药健康管理发展，社区需要加强对中医药的宣传工作，以多种形式向社区居民宣传中医药"治未病"的理念和知识。对社区居民进行中医药健康教育和知识宣传，能提高人们自身的健康素养，提升人们自主管理健康的意识和能力。社区可以为居民编写并印制内容包含选择健康的生活方式、慢性病预防和康复、科学饮食指南、四季养生滋补、体质的辨识等相关知识的中医药养生保健手册。绘制社区的中医药"治未病"宣传板。针对社区居民的健康需求，开展社区义诊，在诊疗过程中，向社区居民科普中医药"治未病"理念，以及相关健康知识，还可以定期举办关于常见慢性病的中医药预防知识讲座；同时，开展形式多样、内容丰富的宣传教育活动，从而全面提高社区居民对中医药相关理念、治疗机理等内容的认知度和认同度。

2.2 加强社区健康管理人员培训及中医药人才队伍建设

加强社区医务人员的专业技能培训，是社区居民中医药健康管理发展的关键。在社区科学合理配备专兼职工作人员、细化责任分工，进行社区内的居民的中医体质辨识工作，并将尚未接受体质辨识的居民纳入中医药健康管理服务中，可以同时针对居民的体质辨识结果，给予相应的中医药保健和治疗指导。社区中医药健康管理不仅需要工作人员入户开展居民生活习惯调查和健康状况统计等工作，还需要社区医务人员做好社区居民慢性疾病的诊断和治疗工作，并在中药膳食、传统运动、睡眠等方面给予居民中医养生指导，帮助居民改善不良的生活习惯，改变健康状况。所以，社区医务人员不仅需要加强中医药"治未病"的理论与慢性病中医药预防保健知识的学习，还需要加强医学人文素质方面知识的学习。另外还要在中医药社区健康管理服务中，引进优秀的中医药人员，加强中医药社区卫生服务技术队伍建设，更好地服务于社区居民。

2.3 提高中医药在社区健康管理服务中的能力

当前，社区中医药健康管理服务未能体现自身价值的重要原因之一就是社区中医药预防、医疗治病效果尚未充分显现，居民对其认知少、信任度低。提高社区中医药健康管理的效果，可以借助于 PDCA 的循环理论进行，具体如下：

PDCA 循环因为经戴明博士在日本推广应用，所以又称"戴明环"。PDCA 循环分为 4 个阶段，在社区中医药健康管理服务操作中的主要步骤如下：

P（Plan）：结合社区实际设计计划，确定在社区中医药健康管理服务过程中的方针和目标，确定具体实施计划。

D（Do）：具体实施，本着中医药服务社区健康管理的中心思想，在社区中具体发挥作用。

C（Check）：通过一段时间的具体实施，总结原有计划执行的效果，注重成效，查找存在的问题。

A（Action）：进一步实施，针对之前总结查找出的问题进行分析和处理，对较为合理的和实践中取得成功的经验加以肯定并予以适当的推广；对于设计不合理的内容加以改进，避免再次出现，当前尚未解决的问题可以放到下一个 PDCA 循环中去。

社区在社区居民健康管理中发挥了越来越重要的作用。中医药长期传承发展形成的"治未病、简便低廉、整体施治、辨证论治"等丰富的健康理念，包含"未病先防""既病防变""病后康复"等 3 个层次以及治疗、预防、康复等多个现代健康管理理念核心要素，符合社区健康管理的发展目标。大力发展中医药是人们对健康风险的全方位全过程监控和治理，是有效地达到社区健康管理目标的有效路径。因此，对将中医药融入社区健康管理中，可以充分发挥中医药介入健康管理的优势和作用。

参考文献

[1] 潘嘉，张力涵，刘洁，等. 中医服务在社区推进的调查研究[J]. 中药与临床，2020，11（4）.

[2] 李伟勇. 中医药在社区卫生服务中的需求与供给情况调查[J]. 中医药管理杂志，2020，28（11）.

[3] 李和伟，焦明媛. 提高中国公民中医药健康文化素养的对策研究[J]. 中西医结合心血管病电子杂志，2019，7（21）.

[4] 尤伟静，孟振豪. 宁波市居民对社区中医药卫生服务认知、需求与利用现况及影响因素研究[J]. 科教导刊（上旬刊），2020（9）.

[5] 刘玫. 中医治未病在社区公共卫生服务中医药健康管理服务中的应用[J]. 中国中医药现代远程教育，2018，16（13）.

[6] 邓斌菊. 城乡社区健康管理行业现状分析[J]. 齐齐哈尔医学院报，2015，36（27）.

中医精准健康管理创新模式

（谷昕 吴海燕 曹净植 宁南）

2016 年 4 月，国家中医药管理局发布的《中医药发展"十三五"规划》指出，要加速发展中医养生保健服务，将中医的独特优势与健康管理结合起来，开展具有中医特色的健康管理服务。以慢性病管理为重点，以治未病理念为核心，探索融健康文化、健康管理、健康保险为一体的中医健康保障模式。要遵循中医药发展规律，传承精华，守正创新，加快推进中医药现代化、产业化，坚持中西医并重，推动中医药和西医药相互补充、协调发展，推动中医药事业和产业高质量发展，推动中医药走向世界，充分发挥中医药防病治病的独特优势和作用，为建设健康中国、实现中华民族伟大复兴的中国梦贡献力量。

当前，人们的健康问题已经上升到国家战略发展层面，如何发挥中医在精准健康管理中独特的作用和中医药的优势，探索创新具有中国特色的健康管理模式是当前亟待考量的问题。

1 "治未病"应用于健康管理的必要性

中医"治未病"理念延续至今，在古代医学上的地位不言而喻，而在现代医学上也得到了医学者的重视。钟南山院士说过："当前中医药的发展要以中医治未病为主要方向。"因此，在目前人类健康管理中，中医治未病理念的作用尤为重要。在现代医学管理中，为了达到一个良好的健康状态，通常是运用注意生活中影响健康的危险行为和因素的方式，来控制和维护健康的状态。所以，健康管理主要还是以预防为主，在前期治疗上也强调了它的重要性。中医"治未病"的理念最早源于《黄帝内经》，从健康管理角度出发，"治未病"的理念将其延伸至体质，从体质层面入手，从而对体质与疾病的关联、不同体质疾病愈合和发病因素等问题进行探究。因此，"治未病"理念在健康管理实施中具有先见性、前瞻性以及先进性。目前我国的经济飞速发展，人们的生活水平不断提高，也逐渐开始重视身体的健康状况。《健康大数据》显示，目前我国高血压人口有 1.6 亿~1.7 亿，高血脂人口有 1 亿左右，肥胖症或超重人口 700 万~2 亿，随着社会压力的增加和现今不良生活方式的出现，年轻人患病的现象逐渐增多，逐渐趋于年轻化。同时，部分人的健康意识也在增强，利用科学化健康管理手段对自身健康进行有效的管理，追求生活品质的同时也提升了个人身体素质。从"健康中国"发展策略的相关内容可以看出，国家大力提倡人民健康的发展，通过完善的健康政策，为人民提供更好的健康服务。因此，"治未病"理念在健康管理的应用中相当重要，也是实现国富民强的重要渠道之一。

2 中医健康管理应加强精准，体现中国特色

精准中医健康管理的推进是现实所需，是健康理念进步的表现。我国中医健康管理应以

"守正创新"为中医健康管理的核心指导思想，以中西医结合为基本发展理念，重视阴阳五行的规律，从而构建出能够体现中国特色的健康管理模式，即包含健康身体检查、基础体质识别、危害健康因素控制、全身经络调理、不良生活方式干预和日常健康教育综合效果评价于一体的一种新型的健康管理模式。中医健康管理是中医"治未病"思想的具体表现形式。中医"治未病"是指疾病未生、疾病未发、疾病未传和疾病未复，无病养生以防患未然，欲病救萌以防微杜渐，已病早治以防其传，病后调摄以防止复发。中医"治未病"的思想体现了在辨证论治和整体观念之下，以健康为核心，积极贯彻预防为主、防治结合的养生理念。提倡精准中医健康管理理念，体现中国特色，无论从我国的基本国情、医疗模式、健康的饮食文化等角度来看都具有积极的现实意义。

3 探索建立形成以广覆盖、数字化为特色的中医健康管理系统

现今，互联网+数字化时代，人们的健康信息共享是时代发展所需。建立患者电子信息档案对于更好地实现中医健康管理服务是非常必要的。同时，实现区域卫生信息共享也以其为前提条件。然而，我国目前大多数的基层医疗卫生机构开展的业务相对独立，绝大多数健康管理信息系统仅仅是在区域范围内运行的，因此，就需要升级改进现有的健康信息管理系统，加强各个区域之间更多的健康信息共享，推动共享的系统在实际工作中的广泛应用。搭建健康信息管理平台，可以随时、随地查询所需要的信息，从而真正达到实时共享人们健康信息的目标；还可以设计各类健康管理小程序，用作开展对于公众或者特定人群的健康信息采集、自身健康状态评估以及健康知识宣传和普及等方面的工作。

4 推动中医中药下沉社区，实现精准中医健康管理目标

中医、中药在社区居民日常的健康管理中起着至关重要的作用。中医药在诊疗中无论是早期介入，还是全程参与到后期康复各个环节中均发挥了独特的优势。卫生服务的发展已重新定向，主要通过改变以医疗机构为依托、以疾病治疗为中心的传统服务模式，向以社区为依托、以人的健康为中心的新型服务模式发展。社区应扩大中医药健康管理服务项目的覆盖广度和服务深度，依靠原有的中医药资源和互联网基础，形成以中医药治病理论为指导，以社区居民为服务对象，以家庭医生为核心，全科服务团队共同参与的健康管理模式。推动中医中药下沉社区，要结合各个社区卫生服务机构的特点来进行，同时，组成中医全科队伍的成员要发挥各自的专业优势，在保障社区居民的中医健康管理服务工作中各司其职。可以在社区居民中推广中医体制辨识服务，不断丰富对社区居民的中医健康指导内容，根据广大居民的健康情况和不同体质有针对性地提供合理而有效的中医疾病治疗与预防及中医养生保健等方面的健康指导，切实提高社区居民的健康水平，更好地为社区居民的健康管理服务，充分发挥中医药进社区中的示范作用，实现精准中医健康管理目标。

5 建设高水平中医健康管理队伍

在我国"健康中国 2030 战略"背景之下，提升中医药健康管理水平，规范中医药专业服务队伍建设,培养中医药健康管理的专业技术人才是开展中医健康管理服务的必要条件之一。

我国中医药管理局自启动中医药"治未病"健康工程以来，"治未病"的实用性专业人才培训已在各个试点的中医院和中西医结合医院相继开展。从事相关工作的人员除了需要掌握相当丰富的中医药专业知识，拥有较多的临床实践经验，具备扎实的基本功，还需要能够熟练应用多种中医药养生、预防及治疗等方面的保健知识和技能。只有这样，中医药在预防和保健方面的作用才能够充分显现。

要本着坚持"中西医并重"的原则。中医健康管理队伍既要掌握中医的基础理论与思维，还要结合科学的现代诊疗技术，凸显中医在健康管理方面的特色及优势。这就需要既从体制和机制上将中医药纳入公共卫生体系中，还需在国家医疗体系中进一步扩大中医占比，建设一支高水平中医健康管理队伍。

6 结语

中医已经延续几千年的实践经验是宝贵和无可替代的，我们应继承和发扬我国的传统中医药瑰宝，并充分利用，重视不断构建与创新中医健康管理模式，继续提高中医药在全国乃至全球卫生治理的参与度，让中医药在维护人类健康服务中发挥更大的作用。

参考文献

[1] 潘嘉，张力涵，刘洁，刘亚欧，梁媛媛，罗明超．中医服务在社区推进的调查研究[J]．中药与临床，2020，11（4）.

[2] 李伟勇．中医药在社区卫生服务中的需求与供给情况调查[J]．中医药管理杂志，2020，28（11）.

[3] 李和伟，焦明媛．提高中国公民中医药健康文化素养的对策研究[J]．中西医结合心血管病电子杂志，2019，7（21）.

[4] 尤伟静，孟振豪．宁波市居民对社区中医药卫生服务认知、需求与利用现况及影响因素研究[J]．科教导刊（上旬刊），2020（9）.

[5] 刘玫．中医治未病在社区公共卫生服务中医药健康管理服务中的应用[J]．中国中医药现代远程教育，2018，16（13）.

[6] 邓斌菊．城乡社区健康管理行业现状分析[J]．齐齐哈尔医学院报，2015，36（27）.

基于医院-家庭双元联动模式的健康管理对肝硬化患者的影响研究

（谢桂琼 潘君 代虹 王丽莎）

肝硬化是临床上常见的慢性肝病之一，具有病程长、治愈率低、病死率高的特点，患者常常死于各种严重并发症，如上消化管大出血、肝性脑病、肝癌等。肝硬化作为常见的慢性病，患者的情绪、饮食、运动的管理对其生活质量有重要影响，需要终身治疗及长期的医疗保健服务，不仅需要重视住院治疗，也要注重院外管理[1~5]。已有研究表明，医院-社区-家庭联动模式目前在冠心病、糖尿病等其他疾病中有所应用，并取得了较好的效果[6~7]。然而据调查显示，我国社区的医护比约为 1∶0.77，离 WHO 规定的目标仍有较大差距，同时存在发展不平衡、发展较慢、人员配备不足等情况[8]，社区护理服务内容不能满足患者实际需求。家庭往往是出院后患者机体及功能康复的主要场所，家属作为主要照顾者，可为患者提供生活照顾、情感支持和经济保障等各方面的支持，在社区护理发展尚未完善的情况下，本研究应用医院-家庭的双元联动模式对肝硬化患者进行全程的健康管理，旨在提高肝硬化患者的自我行为管理、自我护理能力和随访依从性。

1 资料与方法

1.1 一般资料

选取德阳市人民医院 2018 年 9 月—2019 年 5 月收治的肝硬化患者 80 例，采用随机数字表法分为观察组（40 例）和对照组（40 例）。本研究经德阳市人民医院伦理委员会批准，批准文号 2019-04-156-Kol。

1.2 纳入排除标准

纳入标准：诊断符合 2016 年修订的《肝纤维化诊断及疗效评估共识》；无严重其他并发症与器质性病变；无意识障碍，能够沟通交流；有固定且共同生活的照顾者（配偶、子女或其他家属），要求年龄 ≥18 岁，无语言交流障碍；所有患者自愿参与研究，均已签署知情同意书。

排除标准：合并有其他严重的并发症；患者或照护者不愿参与或存在认知障碍。

1.3 干预方法

1.3.1 对照组干预方法

对照组实施消化内科常规护理，出院健康教育。内容包括：① 饮食相关知识宣教：指导患者合理饮食，戒烟限酒，适当运动，强调避免剧烈运动，增强自我管理意识；② 药物指导：告知患者正确的用药时间、剂量及种类，避免漏服和错服药物，同时注意药物引起的不良反应等；③ 电话随访：于患者出院时发放随访卡并告知门诊随访时间，1 个月内进行电话随访，询问患者恢复和用药情况，解答患者提出的疑问，提醒患者定期复查。

1.3.2 观察组干预方法

观察组在对照组的基础上实施医院-家庭联动的形式，对患者实施健康管理。

1.3.2.1 组建联动管理团队

建立肝硬化健康管理小组，组建由主任医师 1 名，副主任医师 2 名（专科和营养科医生各 1 名），护士长 1 名，主管护士 3 名，护师 3 名，心理咨询师 1 名及患者照顾者组成的医护患联动管理团队。由护士长担任组长，负责团队成员之间的沟通协调和联络工作，监督干预方案有效实施。在项目实施过程中，医师负责疾病治疗、护士负责落实用药情况及健康教育与健康管理，团队成员各自发挥专业特长，同时交叉融合，相互协作，共同管理患者。

1.3.2.2 团队成员培训

研究前对团队成员进行统一培训，内容包括肝硬化相关治疗知识、营养知识、医院-家庭联动的相关概念、内涵、运行方式、团队合作等方面的培训，使团队成员能够快速融入医院-家庭联动管理团队中。

1.3.2.3 实施联动管理

（1）住院期间：① 营养评估及护理：由护士每 3 天协助患者进行体重身高的测量，运用营养风险筛查 NRS2002 评估量表评估者营养风险。营养科医生根据患者的情况及各项指标对其饮食进行合理调整，护理人员重视患者的首次进食宣教，少量多餐，由稀到稠，无渣或少渣，避免辛辣刺激的食物。营养指标有变化时积极与主管医生和营养科医生沟通，及时为患者提供营养方面的健康指导。② 心理护理：重视和警惕患者的心理状况。心理咨询师定期为患者进行心理疏导并指导团队成员及照顾者心理问题防范措施，避免焦虑、抑郁等心理问题或精神症状发生。③ 健康教育：研究成员小组根据各自的专业对患者实施个性化的健康教育，医师负责患者的治疗方案、护理人员负责患者及家属的心理评估与相关的健康教育、各项治疗与疾病的观察，发现任何问题，均与研究小组成员进行沟通交流，共同探讨解决方案。

（2）出院随访：① 出院时团队成员小组讨论，根据患者出院时的状况为患者制订出院后的护理计划。② 组建微信群，出院当天将患者及照顾者拉入群中。研究团队成员轮流于每晚 19：00－20：00 在线向患者及照顾者讲解疾病相关知识、日常保健注意事项等，鼓励患者及照顾者积极提问，固定在线群聊、解惑答疑、反馈意见。为提高患者及照顾者的参与积极性，进行如抢红包、抢答问题等活动。对于发言较少的患者及照顾者通过私聊进行个性化指导，及时发现问题。如此反复循环、反复强化。③ 指导照护者对患者进行全方位的居家护理，执行出院指导中的服药、生活方式、锻炼及饮食等注意事项，督促患者养成健康的生活方式，联动护士每月定期将随访记录反馈给家庭照护者，以指导其工作。④ 开设肝硬化专科门诊，医、护共同坐诊，对患者的健康相关问题实施个性化复诊和健康指导。

1.4 效果评价

（1）评价时间。对患者实施干预 6 个月后的状况进行评价。

（2）评价方式。通过问卷星的形式对患者及照护者在回院随访或微信里发放问卷星链接或者二维码。发放问卷前，向研究对象说明调查的目的及意义，获得对象同意后，采用不记名的方式进行问卷填写。填写之前向患者充分解释。

（3）评价指标。① 肝硬化患者自我管理行为量表。用于评价肝硬化患者的自我健康管理行为，量表分 4 个维度：饮食管理、日常生活管理、用药管理、病情监测管理，共 24 个条目，量表的内部一致性信度为 0.80，重测信度为 0.84，内容效度为 0.93，采用 Likert4 级评分法，评分范围为 24~96 分，得分越高表示自我管理行为越好。② 自我护理能力。使用由美国护理专家 Kearney 根据奥瑞姆的自护理论设计制定，由我国学者译成中文的自我护理能力测定量表（ESCA）。本量表测试患者的自护能力，包括自护责任感、自我护理技能、健康知识水平和自我概念 4 个维度，内容包含 43 个条目。量表采用五级评分，总分为 172 分，得分越高表示自我护理能力越好。该量表的 Cronbacha 为 0.86~0.92，已在我国广泛应用。③ 随访率。患者的随访依从性，通过查阅国内外文献自制随访表格。

1.5 统计分析

采用 SPSS23.0 软件对数据进行分析，以 a=0.05 为检验标准，计数资料采用频数、构成比表示，计量资料采用均数±标准差表示，组间比较符合正态分布且满足方差齐性，采用两独立样本 t 检验，不符合则采用秩和检验。采用双侧检验，用 P<0.05 表示差异有统计学意义。

2 结果

2.1 两组患者的一般资料对比

研究共有 80 例患者参与，其中实验组和对照组各 40 例。两组一般资料比较结果显示，差异无统计学意义（P>0.05），具有可比性（见表 1）。

表 1 两组患者一般资料比较

组别	例数	性别		年龄	病程	文化程度			付费方式	
		男	女			小学及以下	初高中	专科及以上	职工医保	居民医保
观察组	40	21（52.50）	19（47.50）	58.26±3.14	4.88±1.72	17（42.50）	10（25.00）	13（32.50）	28（70.00）	12（30.00）
对照组	40	20（50.00）	20（50.00）	58.26±3.23	4.72±1.66	19（22.50）	8（20.00）	13（32.50）	30（75.00）	10（25.00）
χ^2		0.05		0.39	0.80	0.33			0.25	
P值		0.82		0.82	0.37	0.85			0.62	

2.2 两组照顾者的一般资料对比

研究共有 80 例照顾者参与,其中实验组和对照组各 40 例。两组一般资料比较结果显示,差异无统计学意义(P>0.05),具有可比性(见表 2)。

表 2　两组照顾者一般资料比较

组别	例数	性别		年龄	文化程度		
		男	女		小学及以下	初高中	专科及以上
观察组	40	17(42.50)	23(57.50)	54.06±2.80	20(50.00)	13(32.50)	7(17.50)
对照组	40	19(47.50)	21(52.50)	52.94±2.42	22(55.00)	12(30.00)	12(30.00)
统计值		0.20b		0.14a	0.21b		
P值		0.65		0.16	0.89		

注:a 为 t 值,b 为 x^2 值。

2.3 两组患者自我行为管理得分比较

观察组的患者干预前后自我行为管理得分分别为 35.83 ± 7.76 分、83.13 ± 7.76 分,对照组干预前后自我行为管理得分分别为 37.83 ± 6.80 分、73.48 ± 14.18 分。对照组干预前后得分具有统计学差异(t=-3.78,P=0.00)(见表 3)。

表 3　两组患者自我管理行为得分情况比较

组别	例数	干预前	干预6个月后	t值	P值
观察组	40	35.83 ± 7.76	83.13 ± 7.76	-3.78	0.00*
对照组	40	37.83 ± 6.80	73.48 ± 14.18	1.23	0.22

2.4 两组患者自我护理能力得分比较

观察组干预后自我护理能力得分分别为 61.50 ± 6.09 分、134.48 ± 19.56 分,对照组干预前后得分分别为 59.18 ± 5.81 分、94.60 ± 5.46 分。观察组干预前后得分具有统计学差异(t=-12.42,P=0.00)(见表 4)。

表 4　两组患者自我护理能力得分情况比较

组别	例数	干预前	干预6个月	t值	P值
观察组	40	61.50 ± 6.09	134.48 ± 19.56	-12.42	0.00*
对照组	40	59.18 ± 5.81	94.60 ± 5.46	-1.75	0.09

2.5 两组患者随访人数对比

3个月观察组随访率92.5%高于对照组90%，6个月观察组随访率90%高于对照组80%（见表5）。

表5　两组患者随访人数比较

组别	例数	3个月	6个月	χ^2	P值
观察组	40	37（92.5）	36（90）	2.77	0.02
对照组	40	36（90）	32（80）	4.58	0.89

3 讨论

3.1 医院-家庭双元联动模式可提高肝硬化患者自我行为管理能力

本研究结果显示，通过医院-家庭双元联动模式对肝硬化患者进行护理干预，患者自我管理能力明显提高。研究表明，良好的自我管理能力能指导患者践行正确的行为，对病情转归及遵医配合方面有着促进作用[9]，有效的自我管理可以帮助患者改善患病期间的生活质量。程雪花[10]、居朝霞[11]、侯英华[12]等学者对肝硬化失代偿期患者自我管理能力进行研究，结果显示，自我管理能力越高的患者生活质量越高。肝硬化属于慢性病，病情持续性发作且迁延不愈，会削弱患者战胜疾病的信心，进而降低其自我管理能力。正是基于该病所呈现出的慢性病特点，大部分患者在院外的时间多于住院时间，因此患者个人的自我管理能力尤为重要。本研究正是基于对患者及照护者进行长期的院外健康指导，促进自我管理能力不断提升，从而提高其生活质量的研究。

3.2 医院-家庭双元联动模式可提高肝硬化患者自我护理能力

自我护理能力是指患者主动参与自我照顾、完成自理行为的能力。医学知识和实践知识的缺乏，会导致患者采取错误的或者无效的自我护理行为，患者的自我护理努力就不能达到预期的效果[13]。本研究通过医院-家庭双元联动，医生、营养师、心理咨询师、护士联动家属共同服务于患者，以患者为中心，提供全面、系统的整体护理和健康指导。出院后根据患者的具体情况制定个性化出院随访方案和随访方式，有针对性地给予延续护理服务和保健服务，让患者学会自我观察病情和自我护理，积极主动参与疾病的治疗、护理和康复方案决策，并以此激发患者学习的欲望和对自身疾病自我管理的责任感，以使患者具备预防并发症、延缓病情进展等方面的知识和自我护理能力。

3.3 医院-家庭双元联动模式可提高肝硬化患者随访率

本研究通过医院-家庭双元联动模式采用线上线下联合，提醒患者及照护者定期门诊随访。对依从性差的患者或督促不严的照护者进行电话联系，告知门诊随访、规律随访的重要性，督促按时随访，通过线上线下联合电话监督，随访率显著提高。为满足这类人群的随访需求，特开设"以患者需求为导向"的肝硬化专科门诊。医护共同坐诊，提供更具细致化、个性化、全面化的医疗及保健指导，极大地提高门诊随访的质量和自主随访的依从性。

4 结论

医院-家庭联动的模式对肝硬化患者的健康进行全程管理，整合了医、护、心理咨询师的特长，充分发挥团队的积极影响力，大大提高了医疗资源的利用率，同时也充分调动了照护者的积极性，提高了肝硬化患者的生活质量、自我护理能力及随访依从性，降低了患者的并发症，减少了住院次数，降低了该类患者的医疗护理成本，减轻了家庭和社会的经济负担。

参考文献

[1] 胡友文. 肝硬化并食管胃静脉曲张出血内镜治疗术后 1 年内再出血风险因素分析[D]. 南昌：南昌大学，2016.

[2] 周海华，李池添，石胜利. 食管静脉曲张破裂出血内镜治疗后 1 年内再出血的相关因素分析[J]. 临床医药文献电子杂志，2016，3（16）.

[3] 古川，李璐，王军，等. 内镜下套扎术治疗肝硬化食管静脉曲张的疗效及术后再出血的危险因素分析[J]. 临床肝胆病杂志，2014（12）.

[4] BENEDETO - STOJANOV D，NAGORNI A，MLADENOVIC B，et al.Riskand causes of gastroesophageal bleeding in patients with live rcirrhosis[J].Vojnosanitetski Pregled，2007，64（9）.

[5] VILLA E，CAMMÀ C，MARIETTA M，et al.Enoxaparin preventsportal vein thrombosis and live rdecompensation in patients with advanced cirrhosis [J]. astroenterology，2012，143（5）.

[6] 贺赛玉，高丽冰，伍银，等. 医院-社区-家庭三元联动延续护理模式对 2 型糖尿病患者的影响[J]. 中国全科医学，2018，21（S2）.

[7] 曹癸兰，梁静，陶宝明，等. 医院-社区-家庭联动管理方案的制订及其在冠心病患者二级预防中的应用研究[J]. 中华护理杂志，2018，53（10）.

[8] 尤建华，庄汝洁. 社区护理的现状及思考研究[J]. 中国全科医学，2017，20（S3）.

[9] 李晓红.心理护理改善慢性乙肝患者焦虑、抑郁情绪的作用研究[J].国际病毒学杂志，2015，7（z1）.

[10] 程雪花，全美玲，冯瑞珍，等. 团队式授权教育配合家庭支持对肝硬化患者自我管理行为和生存质量的影响[J]. 护理学杂志，2015，30（19）.

[11] 冯建红，居朝霞. 基于微信平台的护理干预对病毒性肝炎患者自我管理能力、生存质量的影响[J]. 新疆医科大学学报，2018，41（11）.

[12] 侯英华.肝硬化失偿期患者自我管理、生存质量状况调查及影响因素分析[J].临床

护理杂志，2017，16（3）．

[13] 邓月枫，夏明瑛. 老年人自我护理能力与社区护理服务需求相关性研究[J].天津护理，2019，27（2）．